がんが消えていく生き方

外科医ががん発症から13年たって初めて書ける克服法

船戸崇史
船戸クリニック院長 リボーン洞戸代表

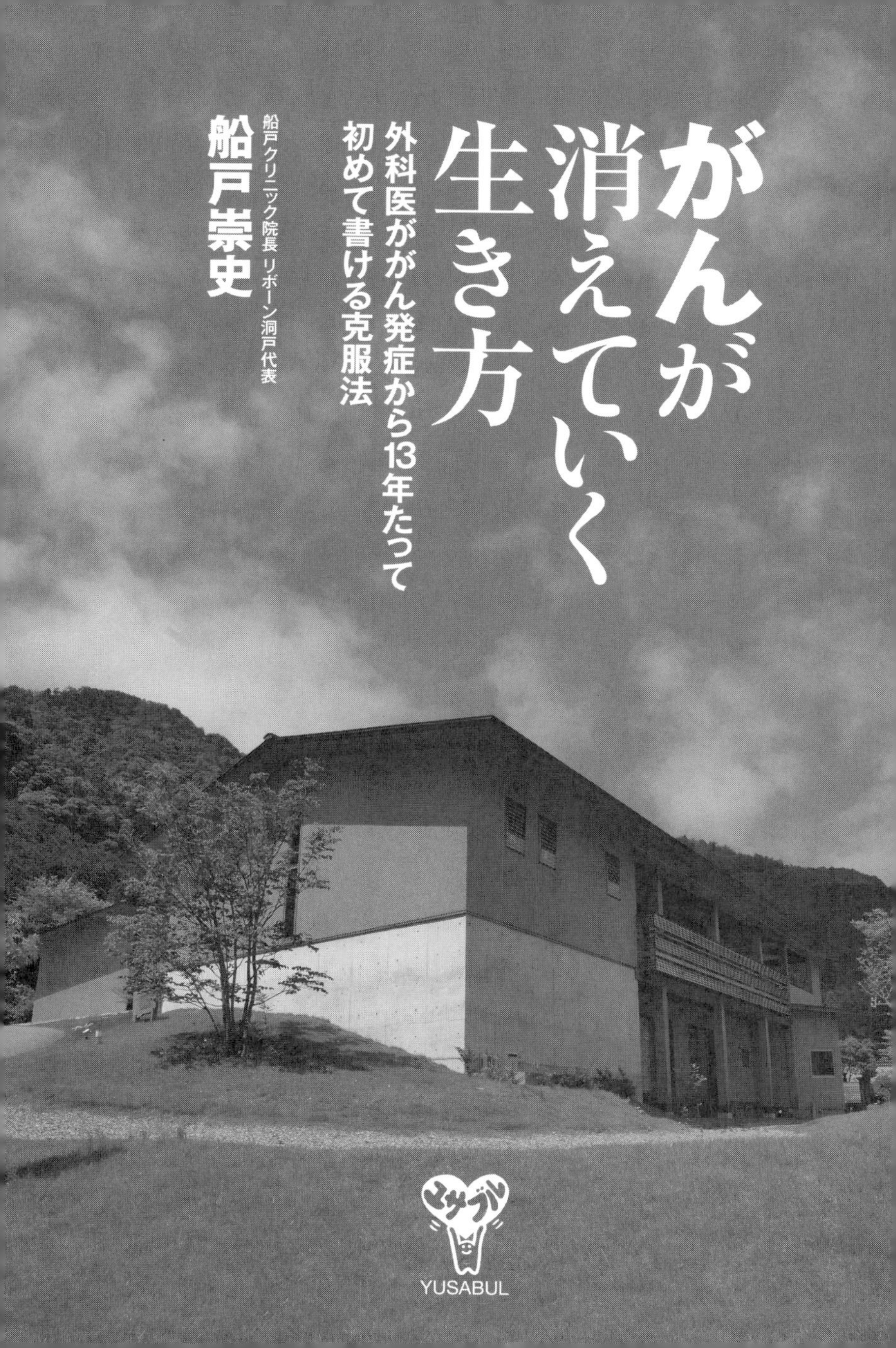

YUSABUL

まえがき

今、この本を手に取られたあなたは、あなたご自身かあなたにとってとても大切な人ががんと言われ、医師から言われたとおりに治療してきたにもかかわらず難渋し、ひょっとして「もうすることがない」とか「あとは緩和ケアだね」と言われたのかもしれません。それとも、何でもいいから他に何か方法があったら知りたい……と思っていらっしゃるかもしれません。

この本は、そういう方の不安が少しでも払拭され楽になってもらえることを目的に書きました。

筆者は決して研究者ではありませんが、一臨床家として医師になってこの35年間をほぼがんとともに歩んできました。

医師になってからは外科医として胃がん、大腸がんなどの消化器系がんを中心に肺がんや乳がん等のがんも手術という方法で治療してきました。

当初、がんはきれいに切り取ればなくなるという医学の常識に従い、いかに手術手技を上達させるかが重要な務めでした。私は手術手技の技術を磨きました。しかし治らなかった。いや正確には私のメスでは治らなかった。一部には治った人もいたのかもしれませんが、それは私が治したわけではなく、私は少しかかわった程度で、実はあとは患者さん自身が治していたのです。

外科医として年を経るごとに、その思いはますます強固なものになっていきました。がんは切り取ることはできる。しかし、がんは切れてもがんが出てきた原因までは、私のメスでは切り取ることはできない。それじゃあ、治したことにはならない。

私はメスを捨てる決心をしました。外科医になって11年目でした。メスを持たない外科医を外科医と言えるのか？　がん末期となり最後の最期に人は自宅へ帰りたいと言われることが多いことから、在宅で看取りをする医者になろうと決意し、縁ある場所で開業しました。35歳でした。

その後、紆余曲折はありましたが在宅での看取りも増え、開業して26年たった今、既に看取ってきた患者さんは１０００人を超えました（それ以上は数えていません）。

その中で、新しい２つのことに気付かせてもらいました。

１つ目は、「人の死は１００％だと誰もがわかっているのに、自分が死ぬとは思っていない」ということです。そのためか、がん闘病において「生きるか死ぬか」という選択をしがちだということです。人は100%死ぬ以上、100%の項目が選択肢に上がることはないはずなのにです。死にたくないのです。自分のことだとは思えないのです。がんや死が一人称として自分事になると慌てるということは「人」と「自分」はどこか違うと思っているのです。

実は私自身もがん体験者ですから、そう実感した張本人です。

2つ目は、「死への安心感」です。看取りの最後の最期、「自分も死ぬ存在だった」と納得された時に、不思議とその人から安心感を感じることがありました。

「こうやって親も同僚も親友も皆死んだじゃないか、そうだよ、自分も一緒なんだ。ただ順番が来ただけなんだ……」

そうです、死への安心感というより「同じである安心感」と言った方が正しいでしょう。この安心感は心に余裕を生み、多くの人は最後の最期、死を運命として受容され、感謝され、「あとは頼んだよ」と家族に囲まれて逝かれました。

こうした風景は病院では少なかった。畳の上で、仏壇があり、その鴨居に先祖の写真が並んでいるようなお家での風景でした。こうして先祖が見守る中、命のバトンが受け継がれていくのです。かかわった我々医療者も、この光景は日本人として原風景に近いと感じ、癒されたと感じました。

ここから、何が言えるのか?

そうです、私たちはいずれ必ず死にます。だから、安心なのです。死ぬまでは「生きる」のですから。だから、死ぬことは考えなくて良いのです。生きることだけを考えれば良いのです。選択があるとしたら、「生きるか死ぬか」ではなく、「どう生きるか?」しかないのです。

大丈夫です。私たちは死ぬまで生きますし、生きているからこそ楽しみがあるのです。そしてきっと私たちは楽しむために生まれて来たのですから。

本書には、私ががんにかかってから13年の間に実践した治療と再発を防ぐための方法が書かれています。もちろん他にもがん治療の方法はたくさんあるでしょう。ここに紹介した方法だけが正しいとは言いませんが、私が13年間で学んだ、がんと生き方の関係についても書かせていただきました。本書ががんで悩む皆さんにとって小さくてよいので気持ちが楽になり、希望の書となることを切に願っています。

書かれている内容は基本的に私の実体験に基づいた個人的な思いや考えです。異論反論は当然ですし、不快な思いをされる人も（特に医師）少なからずおられると思います。あくまで、一医療者の個人的感想ということでご容赦頂けますようにお願いいたします。

もちろん多数の文献や書籍を参考にさせて頂きました。しかし本書は医学書ではないので、出典の掲示は省略しました。参考にさせて頂いた書籍などは文末にまとめて掲載させて頂きました。

今一度、本書に記載されている内容は私個人の考えであることを強調して、楽しみながらお読み頂けますことを願っております。

目次

第3章　患者さんから多く寄せられる質問への答え

第4章　医師の本音　医師の罪　医師の選び方

第5章　リボーン（生まれ変わる）

装丁：米谷哲也
本文デザイン：白根美和
カバー撮影：中 大輔

第一章

そして医師である私は がんになった

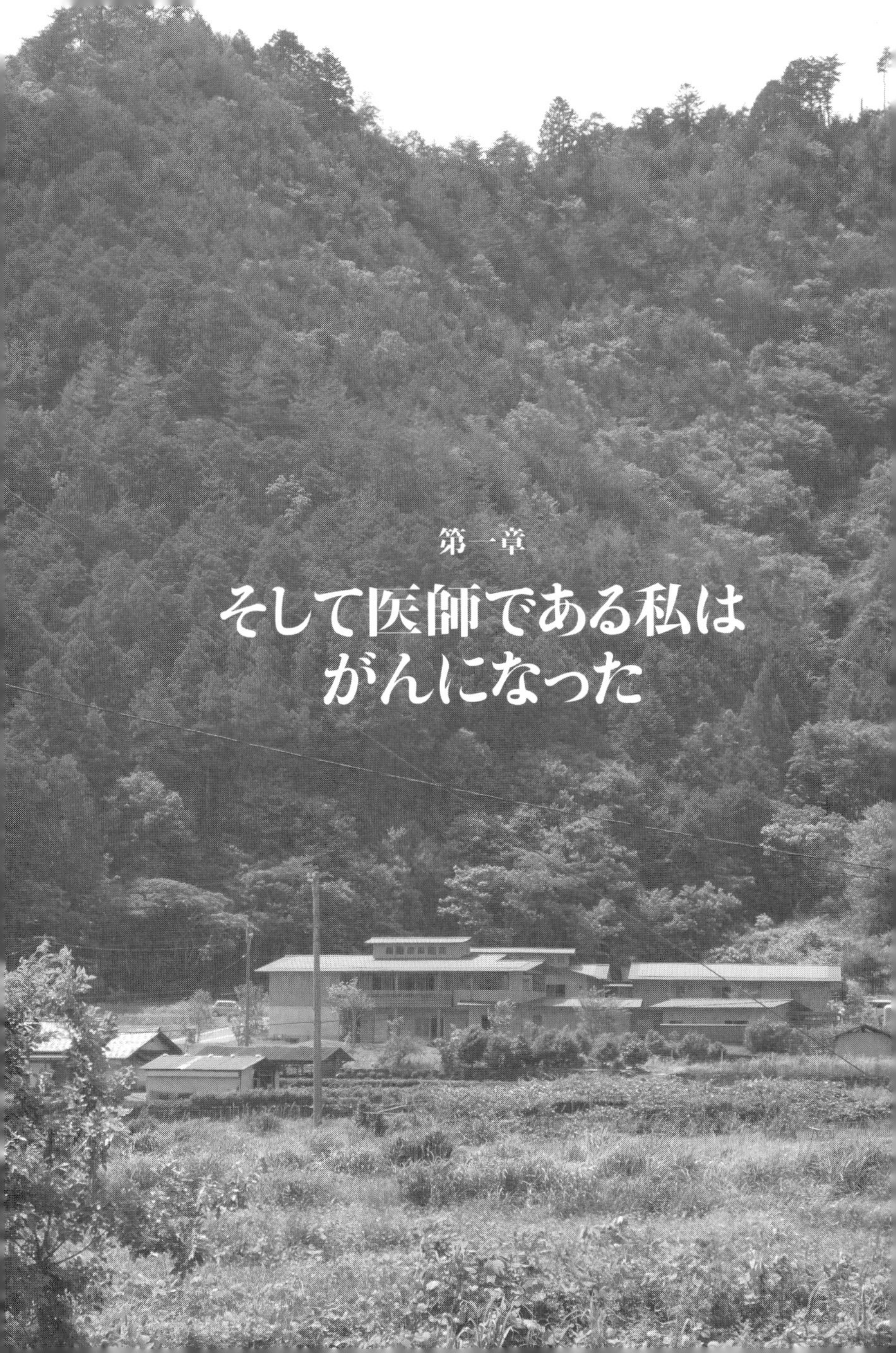

●三人称のがん　二人称のがん

24歳で医師となって以来ずっと、がん患者さんを診てきました。正直に言うと、私にとってがんは他人事でした。消化器の外科医として一生懸命にメスをふるってきたつもりでしたが、がんはあくまで患者さんの病気であって、健康に自信のあった私は自身が罹るなんて微塵も思っていなかったのです。

私だって患者さんたちと同じ人間であり、二人に一人ががんになる現代において、いつだって患者側に回る可能性はあったのに、です。

あの人のがん、その人のがん、彼のがん、彼女のがん。〝三人称〟でしかがんを捉えられませんでした。

がんを〝二人称〟で捉えるようになったのは35歳の頃でした。ちょうどクリニック開業に向けて準備を進めていた時、61歳の母親が白血病になったのです。あくまで患者さんの病気だったがんが、家族ががんになって、より身近に感じるようになったのです。〝あの女性のがん〟ではなく、〝あなたのがん〟。つまり二人称としてがんと向き合うようになったわけです。

しかしそれでも私は、自分ががんになるなんて夢にも思いませんでした。私はがんに罹る人間ではなく、がんを治す側の人間なのだ、という勝手な思い込みと奢りがあったのです。


そしてこの後、私はとうとう一人称でがんを捉えることになるのです。

●そして私はがんになった

35歳でクリニックを開業してから13年後。48歳になった私は、業務拡張のため数億円の借り入れを決断しました。クリニックを共同経営する医師であるかみさんが言いました。

「一度ドックを受けてみてよ」

大きな借り入れをするにあたって、いい機会だから人間ドックを受けてほしい。そんなかみさんの意見に、私は首を振りました。

「そこまでする必要ないだろ。俺はどっこも悪くないんだから」

「いいから受けて」

めんどくさいなぁと思いながらも、しぶしぶ受けることになりました。

検診を担当してくれたのは初対面のドック検診医。同い年で同じ外科医でした。

「船戸さんはお医者さんなんですね」

「ええ、そうです」

「だったら話は早いですね」

どこも悪いところはありませんよ、の一言で終わるはずですから、話は早いに決まっているのです。私は付き添いのかみさんを〝とっとと帰ろう〟という感じでチラッと見ました。

検診医はＣＴ画像をシャウカステン（壁に取り付けられている蛍光灯を仕込んだ機器）にさっと付けて眺めながら、あっさり言いました。

「船戸先生ねぇ、これＲＣＣだわ」

「え？」

一瞬、何が何やらわかりませんでした。ＲＣＣというのは医療用語で腎細胞がんのことです。ハハハ。聞き違いにもほどがあります。

「え？　なんですか？　ちょっと聞こえなかった……」

「ＲＣです」

「……はぁ？」

「ほら、ここ」

検診医は画像を指さして言いました。左腎に約６センチの腫瘍が写っていました。

（え、このＣＴ、私の？　嘘でしょ……）

画像に私の名前が確かに書いてあるのですが、間違いだと思いました。他人の画像とすり替わってしまっているのだと。私が混乱していることも知らず、検診医はどんどん話を進めていきました。

「まぁ肝臓には転移してなさそうだから、手術できるでしょ」

「え？」

「紹介状、書きますね」

「え？」

話が早い、というのはこういうことだったのか……。医者同士の告知というのは、かくもアッサリしたものなのです。私は混乱したまま、絞り出すように言いました。

「ちょ、ちょっと待ってください！　うちのクリニックに泌尿器科の医者がいるので、相談したいので、とりあえず写真だけ頂けますか……」

「あぁ、そうですか。はいはい、どうぞどうぞ」

診察室を出ると、付き添いのかみさんが呟きました。

「がんって言われたじゃないの……」

「……いや、間違いだよ。俺はがんになんかならんし！」

私はひきつった笑顔で言いながら、呆然自失の妻を励ますように言いました。自分ががんになるわけがない。この期に及んでも私は信じませんでした。帰宅して改めて画像を見ながら「がんのわけないだろ！」と私は声に出して言いました。すると本当に画像の影が、がんに見えてこないのです。私は何度も画像を見返しました。努めて冷静になって、つまり左脳で見ると、紛れもなくがんなのです。でも「私ががんになるわけがない」と言い聞かせて、つまり右脳で見ると、がんではない何か別の影に見えるのです。

私は現実を到底、受け入れられませんでした。

「違う違う！　私じゃない。私ががんになるはずがないんだ！」

がんはもっともっとデリケートな人がなるんだ。繊細でストレスを抱えやすい、そして免疫的にも弱い人が罹る病気なんだ。私なんか正反対な人間なんだから罹るわけがないんだ！　何度そう言い聞かせても、足は宙に浮いている感じでした。

私は画像を当院の泌尿器科の医師に見せました。

「これ、知り合いの写真なんですけど……腎臓がんだと言われたんだそうです……どうでしょう？」

私は嘘をつきました。すると先生は眼鏡をちょっと押し上げて写真を覗き込み、即答しました。

「ああ。これがんだわ」

患者本人がその場にいない、医者同士の会話ですからアッサリしたものです。私は信じたくなくて問い返しました。

「え？　これ、やっぱりがんですか……？」

「うん、間違いない。ＲＣＣ。手術だわ」

私は白状しました。

「先生、実はね。これ、私の写真なんです」

「……は？　えーーー!!!」

泌尿器科の医師から断言されても、正直言うと私はまだ信じ切れませんでした。あれは、がんじゃない。何かの間違いだ。そう呟きながら、いろいろ調べました。医師ですからあらかじめ知識はあるのですが、改めて本を開きました。

泌尿器系腫瘍の多くが悪性。良性は少ない。放射線も抗がん剤も効きづらく、手術でとってしまうしかない……。あらかじめ知っていることを改めて確認していけばいくほど、心臓がバクバクしました。幸いなことにまだ私は手術が間に合うんだから……いやいや、何を言ってるんだ、私はそもそもがんなんかじゃない……いや、がんなんだ……でもきっと悪性じゃなくて良性なんだ……いや、私はそもそもがんじゃないんだ……いや……。

医師とて人の子。私は混乱していました。

●がんになったらお終いだと思った

告知された日。私は少し泣きました。ふと「死」を意識して震えました。そして気が付くと呆然としているのです。まるで足がなくなったような、ふわふわ浮遊しているような感覚でした。

24歳で医師になり、10年以上にわたってたくさんのがん患者さんにメスをふるってきました。35歳でクリニックを起業してからも13年にわたって、多くのがん患者さんを診てきました。落ち込む患者さんには「大丈夫大丈夫」なんて励ましたことも多々ありました。しかし、いざ自分が患者という立場になってみると、到底大丈夫だなんて思えないのです。がんになって助かるという保証はない、ステージ1でもダメなものはダメになる……やっぱりがんになったらお終いだ……そんな風に思い至って頭を抱えるのです。なんと無責任なことでしょう。どの口が患者さんを励ましてきたのか。

医師は当然のことながら、がんがどういう病気であるかを知っています。ましてや私はたくさんのがん患者さんを診てきた、消化器外科医です。だからこそ、知識と経験がある分だけ、より怖いのです。

今振り返れば、かみさんはどんな気持ちでいたのでしょう。かみさんも医師です。がんがどういう病気であるかはもちろん知っています。知識があるからこそ、私に死の可能性があることは、わかりすぎるほどわかるわけです。告知された夜、私が泣いたのと同様に、彼女も暗い部屋の片隅で震えていたのかもしれません。

私が死んだら……子供たちはみんなまだ学生。借金もまだまだたくさんあるし、クリニックをはじめとした各施設にスタッフを150人以上抱えている……どうしよう……まぁでもかみさんも医者だし、なんとかしてくれるかなぁ……。そんなことを考えました。

一方で、こんなことも考えました。楽になるなぁ、と。死んでしまえば、あらゆる煩わしさから解放されます。何の義務も責任も約束も負わないで済む。でもなぁ。50歳前で死ぬのは子供に申し訳ないなぁ……。

私の思考はあちこちへ飛び、やがてひとつの考えに至りました。

私は今まで医師として、多くのがん患者さんを手術してきたし、抗がん剤もやってきた。そしてその結果「自分のメスではがんには克てない」と悟ってメスを捨て、高濃度ビタミンC治療や温熱治療をはじめとした様々な補完代替医療も手掛けてきたよなぁ……そうか、これは神様が「おまえ自身の身体で治療法を試せ」と言っているのかもしれない……!

私はがんという病名をとうとう受け入れました。そして次には治療方針について悩み始めました。西洋医学的治療と補完代替医療の間で大きく揺れ動いたのです。

そしてついに一つの考えに思い至りました。自分のことだから冷静な判断ができないのだ。ならば、自分を客観視して、ひとりの患者として捉えてみよう、と。

氏名：船戸崇史　性別：男性　年齢：48歳　職業：医師　病名：左腎がん

こういう人が自分の前に現れたら、なんて声を掛けるだろう。私は間違いなく、「船戸さんはお医者さんですよね。じゃあ話は早い。がんをなめていないですよね？　やはりまず手術して取りましょう。取れるだけよかったじゃないですか」と言うはずだ。そして、「まず手術で取り除いた後に、船戸先生ご自身が取り組まれてきた補完代替医療で再発を予防したらよいんじゃないですか？」

ここまで、考えが及んだ時、私はふと以前から持っていた信念を思い出しました。それは、

〝自分におとずれるすべての出来事は自分が起こしたもの。必ず自分へ返ってくる〟

というものです。私は自問しました。

『おまえは今までさんざん患者さんを切ってきただろう。今度はおまえが切られる番だ。逃げる気なのか？』

と。ここにきて、ようやく私は覚悟を固めました。手術を体験するために私はがんになったのかもしれない。患者さんたちの痛み、苦しみ、不安、恐怖、そういったものを理解する格好の機会じゃないか。

「よし、手術を受けよう」

●二度と体験したくない痛み

腫瘍は6センチありましたが、ステージは1bという診断でした。とはいえ、おなかを開けてみて転移が見つかれば、一気にステージ4となる可能性もありました。いずれにせよ手術してみないとわからないという状況でしたが、そんな予断を許さない状況に自分が置かれていることは、今までの臨床経験で十分わかっていました。

手術をしようと決意してからは、私はルンルンして、手術を心待ちにしていました。今までさんざん患者さんに、オペ室で無影灯の下に横たわって頂き、私がメスを入れてきた。今度は自分が横たわって、無影灯を見上げることになる。初めての体験ができると思うと、ワクワクしてきたのです。

手術前日、麻酔担当の医師が私の病室を訪ねてきました。そして私の口髭を見ながら切り出しました。

「オペ前に剃って頂きたいのですが……無理にとは申しませんが」

私は結婚以来、かみさんの指示で口髭を生やし続け、一度も剃ったことがありませんでした。たかが髭とはいえ、人生の思い入れが詰まっているものです。

私は迷いました。でもなぁ、麻酔医の立場は私も経験がある、私が麻酔医の立場だったら、患者さんに同じことを言うだろうなぁ、うーん。

手術当日朝、私は髭を剃り、スッキリしました。そこへ入ってきたかみさんは、

「あなた、鼻の下長いね～」

と言って吹き出しました。夫婦とはそんなものでしょう（笑）。

いよいよ私は手術室へ向かいましたが、気分はお散歩でした。手術台に横たわって無影灯を見上げると、私のことを手術スタッフたちが見下ろしていました。ああ、患者さんは下から自分たち医療スタッフたちのことを、こういう風に見上げていたのか。そうかそうか。背中から管を入れる硬膜外麻酔も、こんな感覚で受けていたのか。なるほどなるほど。

感心していると麻酔医が言いました。

「はい、船戸さん。今から麻酔が効いていきますよ～」

自分がさんざん患者さんに言ってきたフレーズを言われている。新鮮な気持ちでした。そして思ったのです。絶対に眠るもんか、と。意識を失ってしまったら手術を体感できなくなってしまいます。痛みさえ取り除いてくれるなら、はっきりした意識で手術の経過を追いたいと思ったのです。

「はい、数かぞえてくださ～い」

意識を失うもんか、と秘かに思いながらも素直に指示に従いました。

「1、2……」

眠るもんか。眠ってたまるか……あれ、なんだこの音は。ざーんざーん。ああ、黄色い津波がやってきた。ざばーん。ああ、波をかぶってしまった……。

覚えているのはここまでです。意識を失っている間に私の左腎は全摘出され、目が覚めたのは翌日でした。

「いつまで寝てるんですか！」

看護師さんにそう言われて少しムッとしまして、

「いつまでって、今起こしてもらったんでしょうに！」

と言い返しました。すると看護師さんは、

「なに言ってるんですか！　昨日手術した他の患者さんたちはみなさん、もうとっくに歩いて病室へ帰られてますよ！」

「ええ⁉」

手術後はリカバリールームで休み、各自の病室へ歩いて帰るのが普通なのだそうです。十数年も外科の現場を離れている間に、術後のマニュアルも変わったものです。看護師さんの言う通り、リカバリールームには確かに私しかいませんでした。

なんとか歩こうとするのですが、歩くどころか眩暈がしてまともに立てませんでした。貧血気味だったのかもしれません。術後数日はこの眩暈が辛かったですが、術後3日目に硬膜外チューブを抜去すると、今度はひどい痛みに襲われました。そりゃもうめちゃくちゃに痛かったのです。私はかつて執刀した胃がんの患者さんが言っていたことを思い出しました。

「先生、痛いよ。傷口に割り箸が入ってるみたいだ」

と。私はその意味を身をもって知りました。本当に割り箸が入っているような痛みと突っ張り。あれほど楽しみにしていたとは信じられないほど、二度と体験したくない痛みでした。

ただ一方で、ふと思ったのです。外科手術のよいところはこの痛みかもしれない、と。二度と体験したくない痛みだからこそ、この痛みに懲りて〝生き方を変えよう〟とするのかもしれない、と。

現在、外科手術は極力術創を小さく、痛みの少ない方向へ進んでいますが、果たしてそれは正しい方向なのか、自分の体験では疑わしいところです。

健康な人は一生、自分の内臓を肉眼で確認する機会はありません。外科医である私は、他人の切除臓器を本当にたくさん見てきましたが、まさか自分の臓器を見ることになるとは思ってもみませんでした。

私は術後、全摘出された左腎と腫瘍を見ました。医師として冷静に見て『このできものは間違いなくがんだ』と思いました。

この目で見たもの以外は信じない、と自分ががんであることを心底ずっと認めないでいましたが、私はこの時やっと「やっぱり、がんだったんだ」と認めました。何とも大変な頑固者です。

美的感覚から言っても、がん細胞というのは美しいものではありません。とはいえ、腎臓全部ががんではありません。再発防止のために全摘出となりましたが、6センチの塊以外は本来、摘出する必要のなかった腎臓なわけです。私は正常な部分を眺めて思いました。ごめんな、と。そしてこうも思いました。本当の償いは、二度と同じようなできものを作らない生き方をすることだ、と。

そして入院生活が始まったわけですが、正直に言うと、病院食はあまり箸が進みませんでした。手術や薬で味の感覚が変わっていたのかもしれません。いずれにせよ、かみさんがこっそり買ってきてくれたテイクアウトのお寿司がとっても美味しく、安心したことを覚えています。ああ、夫婦揃って医者なのに、こんなことを告白してしまっていいのでしょうか……でも、時効ですよね（笑）。

●がんは〝消すもの〟ではなく〝消えるもの〟

腎臓がんは抗がん剤も放射線治療も効きにくいため、私は両方とも自らに施すことはありませんでした。しかし当然のことながら、術後は定期的な経過観察をしてきました。術後から1年ちょっとの間は、2～3か月に1回の割合で、大学病院で経過観察してもらっていました。その後は半年に1回になり、術後3年目には年に2回の血液検査をし、年1回CTを受けました。現在、術後13年になりますが、同じペースで続けています。

腎臓のがんは他のがんと違ってマーカーが出ません。だから再発したかどうかを確かめるための血液検査だけでは不十分です。そして腎臓がんは肺への転移が少なくありません。ですから、胸部のレントゲン、CT、MRIやPET（ペット）検査などの画像検査をします。がんは代謝が盛んですから、ペット検査によって代謝が盛んな組織、代謝の低い組織を探るわけです。転移・再発していないかどうかはもちろん、片方で頑張ってくれている右の腎臓がちゃんと機能してくれているかどうかを一般採血でチェックもします。

経過観察の期間は、がんの種類によって様々です。消化器系の場合は、術後5年間は病院がフォローしていく態勢です。腎臓の場合はしぶといんです。10年経っても15年経っても、再発の可能性があると言われています。私が診てきた患者さんにも、15年後に腎臓がんが再発した方がいらっしゃいます。

がんの告知から13年。還暦を越えましたが、今でも油断はしていません。背中の左下あたり（もともと左腎臓があった付近）が痛くなったりすると不安になります。

しかし本音を言えば、まだ私の中にがんはいると思っています。がんはまだいる。ただし、詳しくは後述しますが、私ががんの言い分をしっかり聴き、生き方を転換して免疫を活性化させた生活を送っていれば、仮にがん細胞が残っていたとしても、それ以上大きくならずに普通に生活していける。そういう生き方が一番大事なのではないか。つまり、がんは〝消すもの〟ではなく〝消えるもの〟ではないかと思っているのです。

●うれしそうな顔をする患者さんたち

「自分ががんに罹ったことで、患者さんに対する気持ちが変わったんじゃないですか？」とインタビューなどで聞かれることがあります。逆です。私ががんに罹ったことで、私ではなく患者さんの態度や表情が変わったのです。

私ががんに罹る前、複数の患者さんにこんなことを言われたことがあります。

「先生ね。がん患者の気持ちは、がんにならないとわからないよ」

これはどういう意味だろうか。がんを経験したことがなかった当時の私は、患者さんの気持ちをこんな風に推察しました。

（先生は、私たちがん患者の気持ちがわかってない。同じ目線じゃない。上から目線だ！）

私にはそんなつもりはありませんでした。同じ目線で、患者さんに寄り添った医療をしているつもりでした。しかし、みなさん、そうは見てくれていなかったのだと思います。

現在、私はがんの手術体験をしたことを初診の患者さんにも隠さず自己紹介しています。

「私もがんをやってましてね。手術もしたんですよ」

すると、この一言で患者さんの顔つきが変わるのです。

「え⁉　先生もがんやったの⁉」

うれしそうな顔をするんですよ！　失礼な話ですね、まったく（笑）。そして決まってこう言うんです。

「じゃあ、先生。私の気持ち、わかりますよね？」

わかりません。がんに罹った人の気持ちは人それぞれです。そもそも、がんに限らず他人の気持ちなんてなかなかわかるものではありません。

でも、いいのです。患者さんが私を仲間だと思ってくれるなら。患者さんが『この先生は、私のことをわかってくれる』と思ってくれるのであれば、それは信頼関係や精神的な強さに繋がります。だからいいのです。というわけで、

「じゃあ、先生。私の気持ち、わかりますよね？」

と言われたら、私はこんな風に答えています。

「いや、わかりません」

「え……」

「でもね。同じがんの体験者ですから、その辛さは想像できますよ。私も死線は見ましたから」

「そうですよね」

「そうですよ」

戦友を得たような気持ちになるのでしょうか。私ががん体験したことを伝えると、とにかく患者さんの表情がパッと変わるのです。きっと患者さんたちは告知をされて「もう自

分はダメだ」と落ち込んだのでしょう。そうしたら「自分もがんになった」という医者が目の前で元気そうに診察している。それで希望を持ってくれるのかもしれませんね。ええ、これも私の想像ですが。

そしてやはり想像なのですが、患者さんはこんな風に思っているのかもしれません。

(先生もがんだったのね。でも今はこうして元気になってる。どうやって治したの？　先生と同じことをやって治したいから教えて。言うとおりにするから)

そういう気持ちになってくれている患者さんに、私は例えばこう言うのです。

「じゃあ、お聞きします。まずは、なぜがんになったと思いますか？」

「うーん……」

「原因のないところに結果はありません。がんはあなたの生き方ゆえの結果ですから。どこかに絶対免疫を貶めた原因があるはずですね」

第二章

がんの言い分を聴く

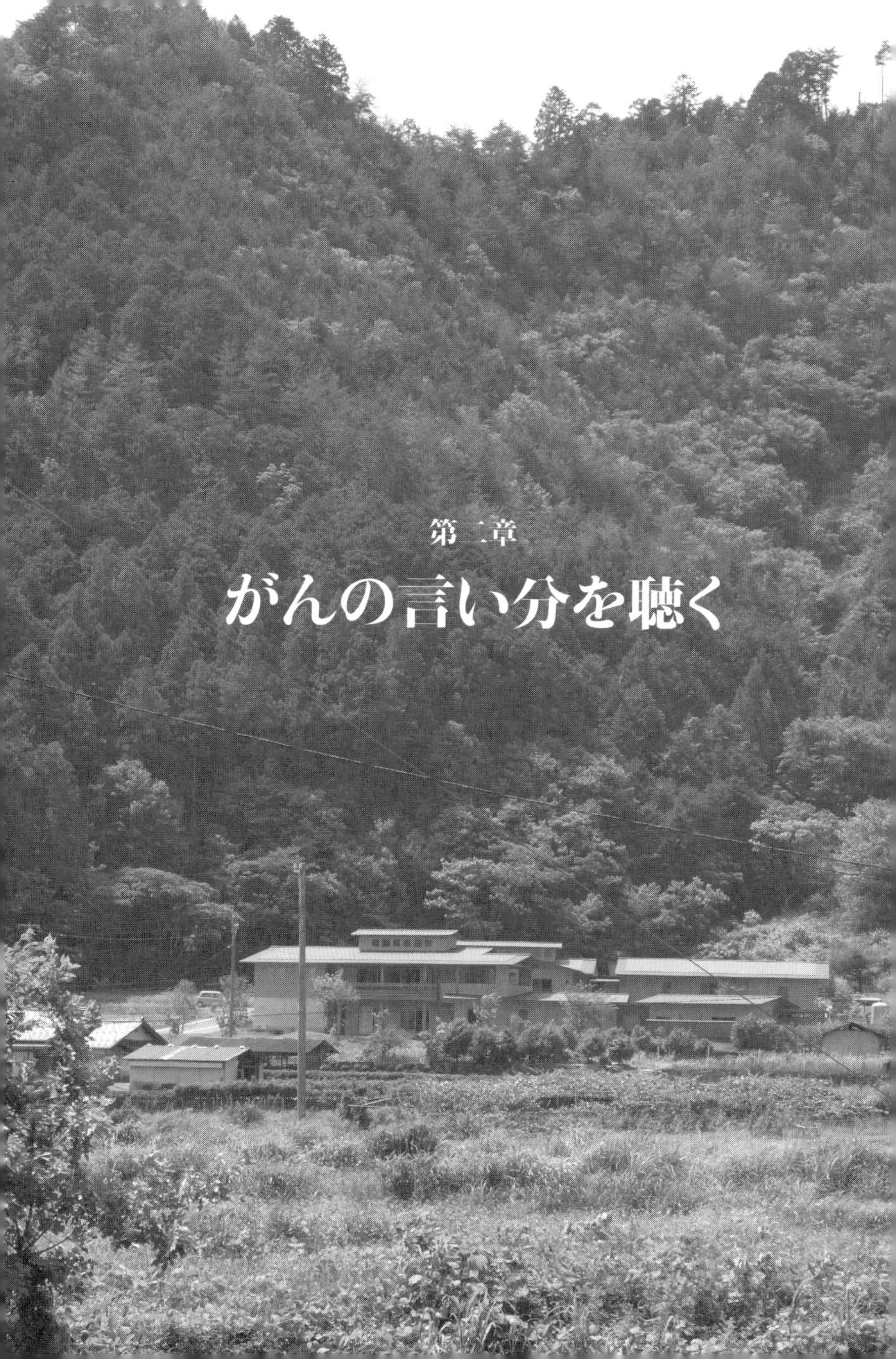

●私が術後、自分に施した実際の治療

私が腎細胞がんになった平成19年（2007年）当時は、ネクサバールという分子標的薬が保険適用され始めた頃でした。私の当時の担当医も話していましたが「以前の効果がほとんど見込めない抗がん剤よりはまだマシかもしれない」薬であり、しかも「強い副作用が伴う可能性がある」ものでした。そもそも腎細胞がんには、抗がん剤も放射線治療も効き目は少なくて期待できないだけではなく、ステージ1の腎臓がんは手術だけでも10年生存率が90％を超えているので、担当医師もそれ以上の追加治療を積極的に勧めることはなかったわけです。ですから私は1週間程度で早々に退院し、その後は免疫力を高め、少しでも再発させないことを目指して補完代替医療を行うことにしました。

統合医療とは、本来は西洋医学＋補完代替医療（CAM:complementary alternative medicine）ではなく、この両者を積分したもの（一度バラバラにして再構築し直した学問体系）であると言われていますが、私はその意味を両者のそれぞれよい面は取り入れ、弱点を相互に補い合うものと理解しています。要するに、効果的なあらゆる治療法を総動員してがんを克服しましょう、ということです。

よって西洋医学（手術、放射線、抗がん剤など）は従来の病院でお願いし、私のクリニックではホスピスマインドをベースに補完代替医療（ＣＡＭ）を提供しています。具体的には高濃度ビタミンＣ点滴療法、リンパ球点滴療法、オゾン療法、水素ガス療法、還元電子治療、オンコサーミア・インディバによる高加温とマイルド加温の温熱療法、漢方、気功、催眠療法、スピリチュアルカウンセリングや各種マッサージ、サプリメントなどを取り入れて行っています。

これら各種の治療法はどれも有効なものですが、がん治療において最も重要なことは、まずは生き方（生活習慣）を正すということです。詳細は後述しますが、がんができる前の生き方は、言わばがんになる生き方。なので、まずはその生活習慣を正すことを優先すること。そうすれば、必ず自然治癒力が向上して、身体は治るようにできています。

補完代替医療（ＣＡＭ）は、そうした大前提のうえで利用するもので、間違いなく回復するスピードを上げてくれます。もちろんＣＡＭ自体にがんを除去する効果があることはわかっていますが、ＣＡＭのいいところは西洋医学の副作用を軽減したり、自然治癒力を上げる効果もあることです。

ただし、そうした効果もベースとして以前の生き方が正しく転換されているか否かで雲泥の差が出てきます。これは私の臨床経験上、間違いなく言えることです。CAMはあくまで、生き方（生活習慣）を正すという大前提のうえで行うべきものなのです。

以下は私が手術後、自分に施した実際の治療です。

●高濃度ビタミンC点滴

〝副作用のない抗がん剤〟と言われる、有効ながん治療法です。この治療は患者さんの腫瘍の縮小やマーカーが下がることがたびたびあり、末期状態の患者さんにはQOL(quality of life 生活の質）を上げることに大変寄与します。

抗がん剤に替わる治療法ではありませんが併用して行うことができ、抗がん剤の副作用の軽減や、抗がん効果の作用増強に用いています。

私のようながん摘出術後の強化療法として最低1年間くらい行うことが好ましいと考えられます。私は週1回のペースで2年間実施しました。

●還元電子治療

がんや老化の原因が活性酸素（フリーラジカル）にあることはよく知られています。種々の原因（紫外線、疲労、ウイルス感染など）によって細胞内に発生した活性酸素が遺伝子を障害（酸化＝電子を奪う）することによりがん化すると言われています。

がん化の原因が活性酸素による組織酸化（電子を奪うこと）にあるならば、逆に異常組織に電子を注入（還元）すれば、活性酸素は中和され細胞が正常化するという理論に基づく治療法です。私はできるだけ毎日60分間実施しました。

●温熱療法

がん細胞は熱に弱く、42・5℃以上の熱で変性が始まります。従来困難であった体深部への輸熱を可能にしたオンコサーミアという温熱治療器を用います。

また当院には、オンコサーミアと同様に深部加温が可能なインディバという機器もあります。これは特に頭頸部や四肢など、オンコサーミアではカバーしにくい場所にも適応できます。私は当時使用していたハイパーサーミアという治療器や後述するマイルド加温を実施しました。

●HSP入浴法

傷んだ細胞を修復する働きを持つタンパク質、ヒートショックプロテイン（HSP）を増加させることは、がんをはじめとしたあらゆる病気に有効です。詳しくは後述しますが、術後は特にHSP入浴法を実践しました。

HSPの研究で有名な伊藤要子先生が提唱されている、42℃10分、41℃15分、40℃20分、のいずれかを週2回実施というのが適切な方法ですが、私の場合は概ね42℃10分を術後半年くらいは行いました。

●リンパ球点滴療法

がんを取り締まる立役者はリンパ球です。リンパ球は種々ありますが、特にがん細胞を直接攻撃するのが、NK（ナチュラルキラー）細胞とCTL（組織障害性リンパ球）です。

私の身体の中には既に自分の腎臓がんを認識したリンパ球が存在するので、採血してその中からこれらリンパ球を取り出して1000倍くらいに培養して再度点滴で身体に戻しました。概ね3週間培養して点滴しますが、点滴時に再度採血してまた3週間培養して点滴します。これを6回1クールとしますが、私の場合は術後に2クール実施しました。

●漢方治療

かみさんが漢方の専門医であることもあり、腎がんと診断されてからは、私の体質（証）に合った生薬を煎じて毎日欠かさず服用しました。

漢方は養生として術後13年が経過した現在でも服用しています。

●サプリメント

がんに関してはあまりに多くのサプリが市場に氾濫しています。「効く」と言わんばかりの宣伝ですが、基本的に私は、サプリは治すという位置づけではなく、予防で服用する方が正しいのではないかと思っています。

術後は知り合いや聞きつけたサプリメーカーさんから本当にたくさんのサプリをお送り頂きましたので、2~3か月を目途に色々試しました。現在再発がないのはそれらのお陰かもしれませんが、今も継続して服用しているサプリはありません。

患者さんに施してきた以上のような補完代替医療（ＣＡＭ）を、実際に自分でも経験したわけです。効果の程ですか？　がん告知を受けてから13年経ちますが、今のところ私は元気です！

水素ガス吸入療法にも注目しています。

この療法は水素ガスを酸素とともに吸う画期的な治療法です。水素ガスは様々な病気や病状に対して効果のあることが動物実験で示されてきましたが、人に対しても有効であることを前提に、心肺停止後症候群への有効性を慶応義塾大学病院が検証しています。また、がんへの有効性も各研究会や学会で検証が進んでいるところです。将来的に保険適用されることを期待しています。

このように、がん治療法には様々なものがあり、また可能性を秘めています。医師として私も日々勉強していますが、今どきは患者さんたちもみなさんよく調べていらっしゃって感心します。

●抗がん剤、分子標的薬、オプジーボについて

塊がない、つまり切って取れないがんに関して抗がん剤は有効です。特に白血病や悪性

リンパ腫などに対しては効力を発揮します。

しかし、ご存知のとおり副作用が伴います。そもそも抗がん剤は毒ガス兵器からヒントを得て生まれました。第二次世界大戦中の1943年末、アメリカの輸送船がドイツ軍の爆撃を受けた際、連合軍兵士たちが『ナイトロジェンマスタード』という毒ガス兵器を大量に浴びました。その際、兵士たちの白血球が激減するという現象が見られたことに着想を得て、抗がん剤が開発されたのです。

従来の抗がん剤は、がん細胞も正常細胞も、のべつ幕なしに絨毯爆撃をしてしまう薬でした。つまり正常細胞が2死ぬが、がん細胞は5死ぬ、という方針の薬です。しかし最近では、固形がんに対する効果は限定的であるという報告も多くあります。また、抗がん剤を使う医師が、自分ががんになったら抗がん剤は使わないといった趣旨の書籍も見かけますね。そうした意味で、従来の機序での抗がん剤は、今後廃れていくのではないかと思っています。

対して分子標的薬という薬があります。実はこれも抗がん剤の一種です。しかし従来の抗がん剤とは違い、正常細胞を可能な限り傷つけず、がん細胞を狙い撃ちするべく開発された薬です。研究者や製薬会社の努力によって、年々性能が良くなっています。私ががんになった13年前に比べてもはるかに進化しています。

ただ扱うには非常に専門的知識が必要で、専門医でないと使えない薬もあり、また同時に非常に高額な薬もありますから、できるだけ保険診療でやるべきだと思っています。

将来、副作用が限りなくゼロに近い抗がん剤・分子標的薬ができれば、どんどん使えばいいと思っています。この先もっと性能があがっていくことに期待しています。

ですが、仮にもしも私の腎臓がんが再発したり別のがんになったら、通常の抗がん剤は出来ることならやりたくありません。自分のがんに見合う分子標的薬があれば、有効率と副作用を調べてよさそうだと思えばやると思います。

しかし、先述しました〝自分におとずれるすべての出来事は自分が起こしたもの。必ず自分へ返ってくる〟という法則からすると、私はたくさんの抗がん剤を患者さんに施してきましたから、自分も然るべき時には受けてみるという選択はあるかもしれませんが……。

免疫チェックポイント阻害剤であるオプジーボにも期待しています。がん細胞はリンパ球の攻撃を、マントを着てうまく隠れたり、かわしたりします。少量の抗がん剤を使うことで、がんはマントを脱ぎ「俺、がん細胞だよ」と顔を出します。抗原提示といいます。

この状態でのオプジーボは有効性が上がるといいます。

そもそも、現在の保険制度ではオプジーボは種々の抗がん剤治療を行って効かなかった場合に適用が認められます。これは裏を返せば、いきなりオプジーボが使えない、ということです。

私個人の考えでは、オプジーボは抗がん剤よりも先に使用することが望ましい、と思っています。免疫暴走などの副作用は、確かに慎重な経過観察が必要ですが、今後もう少し使いやすくしてもらえることを期待しています。

放射線治療について

切って取れるものは取る。がん治療の大前提です。しかし、切ることが難しいケースもあります。特に食道がんや頭頸部がんは、手術が難しい場合があります。そういった際に放射線治療が効果を発揮することがあります。脳に転移がある場合にはガンマナイフが非常に有効です。

またがんの種類や部位によっては、手術で切って取ることが可能であっても、放射線治療のほうが有効な場合もあります。

大まかに私が標準治療の順位付けをすると、

①手術
②放射線治療
③抗がん剤

となります。

手術はがんをピンポイントで切り取ることが可能です。逆に言うと無傷の正常細胞が多いということです。だから手術で取れるものはまず切除することは治療の大前提と言えるでしょう。

放射線はピンポイントが難しい。部位の周辺を丸く囲って切り取るようなイメージです。がん周囲の正常組織が犠牲になります。

最後に抗がん剤ですが、多くの抗がん剤は点滴や内服です。つまり抗がん剤は全身をめぐります。やはり副作用によるダメージが大きく、免疫機能がズタズタになってしまうので適用には慎重になるべきです。ただし白血病や悪性リンパ腫の場合は前向きに検討するべきでしょう。免疫チェックポイント阻害剤は適応性があれば積極的にチャレンジしてみるのがよいと思います。ここに、補完代替医療（ＣＡＭ）をかぶせると、より効果を確実にしたり、副作用を低減させたりすることになります。

●療養の中での気づき

術後、様々な補完代替医療をしましたが、私にとって実は最も有益だったのは、療養だったのではないかと思っています。

「これから療養に入るから、１か月は音信不通で頼む」

そう告げて療養生活に入ったのですが、クリニックのスタッフたちは約束を守ってくれました。１か月間、本当に一度も連絡をしてこなかったのです。おかげで私はじっくりと療養に専念することができました。半面「私がいなくても大丈夫ってこと？　私はいらんの？」とショックも覚えましたが（笑）。あとで知った話ですが、私の不在だった病院では、かみさんが相当頑張ってくれたようです。「絶対に電話をしないで」と周囲に言って聞かせ、大車輪で頑張ってくれたようでした。加えて、先述した泌尿器科の医師や麻酔科の医師、循環器科の医師などたくさんの医師の協力の上で、私は充実した療養をとることができました。感謝しかありません。特にかみさんにはますます頭が上がりません。

一方で、こうも考えました。私がいなくても病院は回る。「私がいなくちゃダメだ」なんて思っていたのは私だけだったのではないか。そんな独りよがりな気負いがストレスを生み、がんになる原因のひとつになったのではないか、と。

私が療養生活を送ったのは、生まれ故郷の岐阜県関市洞戸（ほらど）。大自然が広がる、のどかなところです。草木の緑が目と心に優しく、高層建造物のないひらけた青空と澄んだ空気が、疲れ切った体中に染み渡るようでした。

目が回るほど忙しかった毎日が嘘のように思えるほど、洞戸での毎日は暇でした。なにせ緑と青空以外なーんにもないんですから。療養生活を始める前は、どうせ暇だから1日を長く感じるんだろうと思っていたのですが、逆でした。あっという間に陽は沈み、夜がきて、また朝が来る。1日ってこんなにも短いんだ、というのは新鮮な驚きでした。

足の筋肉が落ちるのが嫌だったので、とにかく頑張って歩くようにしましたし、瞑想もしました。リラックスして座り、自然とひとつになるイメージを持ち、それ以外は何も考えず、目を閉じてゆっくり呼吸をするのです。かっこよく言いましたが、わかりやすく言えば、ボーっとしていたわけです。食欲も湧かなかったので常に空腹状態でした。栄養をつけたほうがいいのではないかとも思いましたが、無理もよくない。むしろ空腹状態で内臓を休めていることが快適でした。

大自然の中を歩いて、瞑想をして、気が付いたら陽が沈んでいくので毎日早々に床に入りました。とにかくこの時期、私はよく眠りました。仕事に忙殺され、慢性的に睡眠不足だった私は、まるでそれを取り返すかのようによく眠りました。

のちに気が付くのですが、私が療養生活の中で知らず知らずやっていたこれらのことは、実はがん予防にとってものすごく重要なことだったのです。

●身体は治るようになっている

そもそも私はなぜがんになったのか？

外科医としてメスをふるっていた頃、がんは悪いものでやっつけるべき憎き敵だと思っていました。

クリニックを開業してからは緩和ケアに没頭し、モルヒネの使い方で頭がいっぱいでした。

つまり私は対症療法についてずっと考え続けてきたのです。なぜそもそも病気になったのかという根本的なことについては、全く考えることはありませんでした。

自分のがんが発覚した際、どうして罹ったのかはわかりませんでした。思い当たる節がないというより、はなから罹るわけがないと思い込んでいましたから。だから自分ががんになったのは〝事故〟だと捉えていました。

患者さんには「がんは生活習慣病ですから、生活を見直しましょうね」なんてことを言っておきながら、自分の生活、生き方については全く考えてこなかった……その挙句にがんになったんですから、これぞ〝医者の不養生〟のお手本のようなものです。

医師として対症療法に明け暮れてきた私は、ひとりのがん患者としてできるだけ自分を客観視し、改めてがんというものを見つめ直しました。

そもそも、がんとは一体何なのか？　出版されている数多のがん関連書籍、あるいはがんセンターをはじめとした各医療機関のホームページでは〝がんの原因は遺伝子エラーの積み重ね〟と定義されています。いわゆる多段階説ですが、問題はなぜ多段階で起こっていくのかということです。

遺伝子は日常的にエラーを起こしています。そこにストレス、睡眠不足、食生活の乱れ、冷え、タバコや過量な飲酒といった生活習慣、そして紫外線や電磁波といった環境要因などが引き金となって遺伝子エラーをさらに加速させます。つまり、がん化するスピードが上がるわけです。

あらためて自分の生活習慣、生き方を振り返ってみると、それは酷いものでした。まずは決定的に睡眠不足でした。床に入るのは必ず日付が変わってから。そして夜中もよく起こされ、呼び出されていました。夜にちゃんと眠ることができていないため、昼間にウトウトしてしまう。聴診器をあてながらコクリコクリとなって、患者さんに「先生っ！　いま寝てた？」なんてよく言われていたものです。

食事もぞんざいでした。病気とは最も縁遠い丈夫な人間だと思い込んでいましたから、何も考えずに好きなものを食べていました。かみさんは口うるさく言っていましたが、私は聞くふりはしましたが関心は持ちませんでした。

身体を冷やしてはいけないにも関わらず、加温なんてことは全く考えもせず、冷たい清涼飲料水が大好物でした。


健康な人の身体の中でも、毎日5000個ほどのがん細胞が作られています。現代は2人に1人(50%)ががんになる時代と言われていますが、本当は2人に2人とも(100%)がんを発生させているのです。つまり、がんにならない人はいないわけです。

ただし、そうして自然発生するがん細胞を、免疫細胞(リンパ球)が退治しています。つまり、本来身体は治るようになっているので、本当は2人に2人ともがんになるが、2人とも消えるようになっているのです。しかし、実際には2人に1人ががんになる。それは2人に1人が「がんを消す仕組みを邪魔している」ということなのです。

間違った生活習慣、すなわち自然治癒力を邪魔する生き方(間違った生き方)を続けるとがん細胞が生き残ってしまう。さらにその生き方を毎日継続(習慣化)すると、がん細胞が徐々に増えて2000万個に達する。すると、その塊は5㎜となり、初めて画像診断可能な大きさになる。そして「がん」と診断されるわけです。

本来消えるはずのがんが、自分自身の生活習慣、つまり消えない生き方をしてきてしまったことで表出してきたのだと言えます。裏を返せば、治る邪魔さえしなければ、身体は治るしかないのです。

●がんは〝結果〟

標準治療では「再発は偶然によって起こり、対処すべき方法はない」とされています。とんでもない話です。諦めずにがんに克った人がたくさんいます。

そもそも「切って取ったからもう大丈夫」というのが大嘘なのです。私も外科医時代、さんざん切って取ってきましたが、切って取っただけです。がんを治したわけではありません。どんな小さながんでも、再発の可能性はゼロではないからです。

がんは〝結果〟です。それまでの生き方とその習慣化の結果です。だから結果だけをメスや放射線、抗がん剤治療で対処しても、過程をそのままにしていたら、もう一度出てくるのが当たり前なのです。

私も手術が終わって医師から言われました。

「もう取ったから自由にしていいですよ」と。大間違いです。それまで自由にやりたい放題やっていたがゆえに、がんになったのですから。

「手術で悪いところは取りました。だから大丈夫、というわけではありませんよ。今まで自分で治そうとする力を邪魔する生き方をしてきたから、あなたはがんになったのです。がんの原因は悪ではなく無理です。どうして無理な生活にならざるを得なかったのか？　そこに気が付くことが一番大事ですが、それまでの間は免疫を上げることを心がけてくださいね。これからは毎日ちゃんと眠ってください。食事に気を付けて、笑ってストレス発散して、加温、運動も欠かせませんよ！」

世界中の医師が、術後の患者さんにこう声を掛けて、患者さんたちがそれを守ったとしたら、どれほど再発率は下がるでしょう。それはもう劇的な効果があると思っています。

「先生。早く手術で切って取ってください。一日も早く仕事に復帰したい！」

こんな風に言う患者さんがたくさんいらっしゃいます。厳しい言い方をしますが、そういう生き方をしてきたから、がんになったとも言えるのです。仕事を一生懸命することは素晴らしいことですが、そのことでどれだけ身体に負担をかけてきたか。無理をしてきたか。それが全くわかっていない。この私がまさにそうでした。

「ええ。切って取ったからもう大丈夫。元通りの生活に戻っていいですよ」

これではがんになる生き方は変わらない。多くの医師がそんなことを言うから再発が減らないのだと私は思っています。これだけ私が強く言うのは、自分が手術という痛い思いをして猛省したからです。もうあんな痛い思い、辛い思いは二度と御免です。懲りに懲りて、同じ失敗を二度と繰り返したくないと強く思っているからです。

私は、がんは自らの生活習慣を含めた生き方が作り出すものだと考えています。ゆえに、がんは最終的にはあくまで自分自身で治すもの。だとすれば、三大治療や補完代替医療は一体何なのか？　これらはあくまで、がんを治すものではなく、がん治療のサポートをするものです。21世紀における文明の利器は最大限に利用すればいい。でもそれは主役ではありません。あくまでも最終的には自分の免疫力で治しているのです。

西洋医学は文明の利器なのです。例えば当院のある岐阜県から東京へ向かうとします。歩いていきますか？　新幹線を利用しますよね。つまり、文明の利器はスピードアップしてくれるのです。すると目的地に着いてから時間に余裕が出来ます。目的地に早く着けば自分の人生の自由に使える時間が増えるじゃないですか。西洋医学も同じなのです。

そして重要なことは、目的を忘れないということです。何をするために上京するのか？上京そのものが目的ではないはずです。行ってやりたいことがあるから、東京へ向かうわけです。当然、西洋医学的治療を受けることが目的ではありませんよね。治療後に、自分のしたい人生を送ることが目的であるはずです。

ただし、便利さには代償がつきものです。新幹線なら運賃、西洋医学なら副作用ですね。いずれも使わなければ生じないものですから。これは覚悟する必要があります。

●がんの言い分を聴く

私はがんになったことで、がんからたくさんのことを教わりました。がんはそれまでの生き方とその習慣化の〝結果〟だということ。だから治療のためには、それまでの生き方（自然治癒力を邪魔する生き方）を改め、生き方を変えなければいけないということ。非常に大切なことをがんは教えてくれたのです。

もうひとつ、がんが教えてくれたのは〝感謝〟。がん細胞も含む、私を構成するすべての身体の細胞たちへの感謝の想いです。

私をかたちづくる細胞たちの遺伝子は、間違いなく私の両親から正確に半分ずつもらったものです。そして、生まれてから今まで頂いた水と空気と食事でこの身体はできています。この身体を大切にすることは少なくとも両親を、そしてそのまた先祖をも大事にすることであり、いま地球上にある、あらゆる食材や環境に感謝することでもあると気づいたのです。

私はがんになる以前、お風呂で「塵よ、なくなれ～。垢よなくなれ～。きれいになーれ」という気持ちで、全身をこすっていました。がんになって以降は「今日も働いてくれてありがとう。あなたのおかげで今日も素晴らしい一日でした。ご苦労様」と全身を優しくさすっています。

そんな風に考えるようになると、私はよく目にする〝がんに勝つ〟という表現に違和感を覚えるようになりました。言うなら〝勝つ〟ではなく〝克つ〟のほうではないかと。

そもそも、がん細胞と言えども本来は自分自身の細胞です。そのがんに〝勝つ〟というのは自分自身と争うことになってしまいます。

導入すべき治療法とは、がん（自分自身）を攻撃して撃退することではなく、がんをよく知り、その根本原因を〝克〟服することではないか、と思うようになったのです。

つまり病気とは、本来の生き方から外れているよ、という呼びかけに過ぎない。数ある病気の中でもがんはとりわけ「今のままでは残り時間がないよ～」という警告、つまり自分の死と直面できるとても有意義な病気なのではないか。

偶然に病気（がん）になったのではなく、私たちは病気にならない力（自然治癒力）を自分で邪魔し続けてしまった結果、言いかえれば生き方を間違えた結果、がんが登場したのではないかと思うのです。

ですから、病気と戦う〝闘病 とうびょう〟ではなく、病気が身体に訴えてくる言い分を聴き、生き方を転換するという〝答病 とうびょう〟なのではないか。

だとすれば、我々は身体が発したＳＯＳである『がんの言い分』に耳を傾けなければならないと思うのです。


私はがん患者さんが『がんの言い分』について実際にどう考えているのか調査するために、当院へ通院するがん患者さんにアンケートを取ることにしました。２０１４年11月から1年間、当院へ通院された１２４名のがん患者さんが対象です。

［図1］アンケート回答者の病名とステージ分類

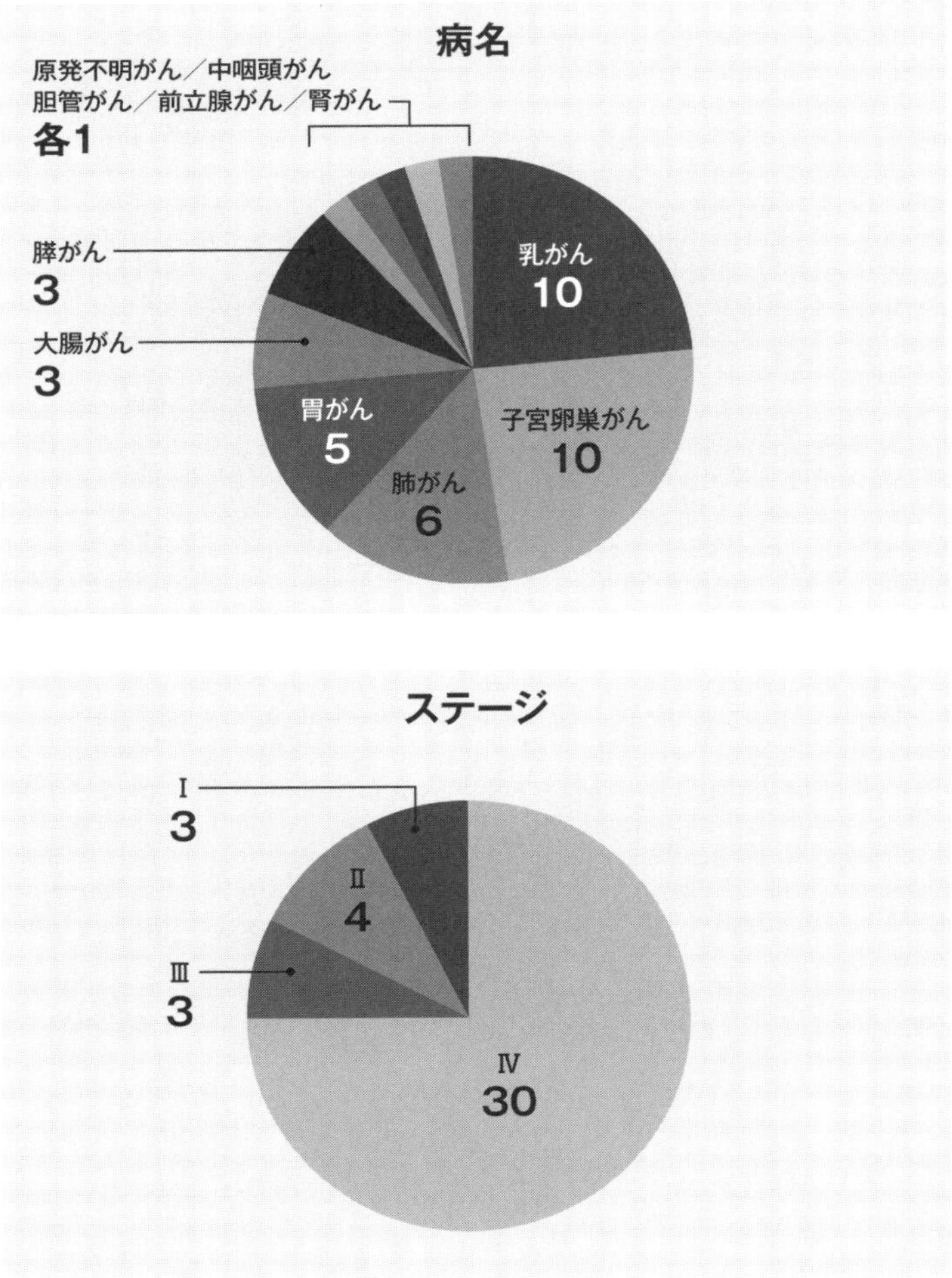

※アンケートは124名に行い、有効回答数 上図42名、下図40名。

75％にあたる方がステージ4（Ⅳ）でした（図1）。

私はアンケートの一項目に「あなたのがんの言い分は何ですか？」という質問を載せました。つまり、あなた自身でもあるがん細胞は、あなたに何と問いかけていますか？　と患者さんに訊ねたわけです。

回答は実に意外なものでした（図2）。以下、それを筆者なりにまとめてみました（図3）。「感謝して、ワクワク生きなさい」「自分の生き方を見直しなさい」「自分を大切にしなさい」「もっと希望を持ちなさい」「義務感を捨てなさい」「食生活の見直し、卒煙、卒酒」「家族との絆を見直しなさい」などなど。

がんは一言も「死ね」とか「治してみろ」とは言っていなかったのです。がんの言い分はただ一つ「変わりなさい」だけだったのです。

これを見て、それでもみなさんは、がんは敵だと思われますか？

●自然治癒力を引き出すために

『がんの言い分』に耳を傾けると、様々な理由で自分の身体に負荷をかける生活を送って

［図2］がんの言い分は何ですか？（患者回答）

- **自分を大切**にしなさい。よくやったと褒めなさいと言っている
- 毎日が大切、常に**希望を持ち**広い視野で見なさいと言っている
- 人の温かさにより**感謝**できるようになった
- 足りないものより**足る事に感謝**できるようになった
- 生活**習慣を見直**し、休みなさいと言っている
- **義務感を捨て**、辛い**人に寄り添おう**と思うようになった
- がんは自分の**生き方を訂正**しなさいと言うメッセンジャー
- **もっと生きよう**と思った。以前より前向きになった
- **食生活**を見直すようになった
- 今一度人生を**考え直し**なさい
- **希望**をもって1日1日を大事にすること
- 人生を**再確認し、禁酒、禁煙**した
- 自分と真剣に向き合えた。**家族との絆**が深まった
- 全てをポジティブに受け止められる。**かけがえのない自分**を再確認した
- **生活**が規則正しくなり家族の絆が深まった
- **価値観が変わり**時間が大切になった
- 自分を受け入れ他人にOPENになった
- 人生を**見直し食事を見直し**なさい
- もっと**やりたいことをしなさい。奥様に死に様を見せること**
- 一番大切なのは自分。家族の人生も大事
- **感謝**をもって**ワクワク**しながら生きなさい
- 何者でもない**自分でも価値**あることがわかった
- **家族**と一緒にいる幸せの実感。**病気の経験**と出会えた人に感謝
- 自分の最期を考えるようなった

※太字は筆者

［図3］がんの言い分は何ですか？（筆者考察）

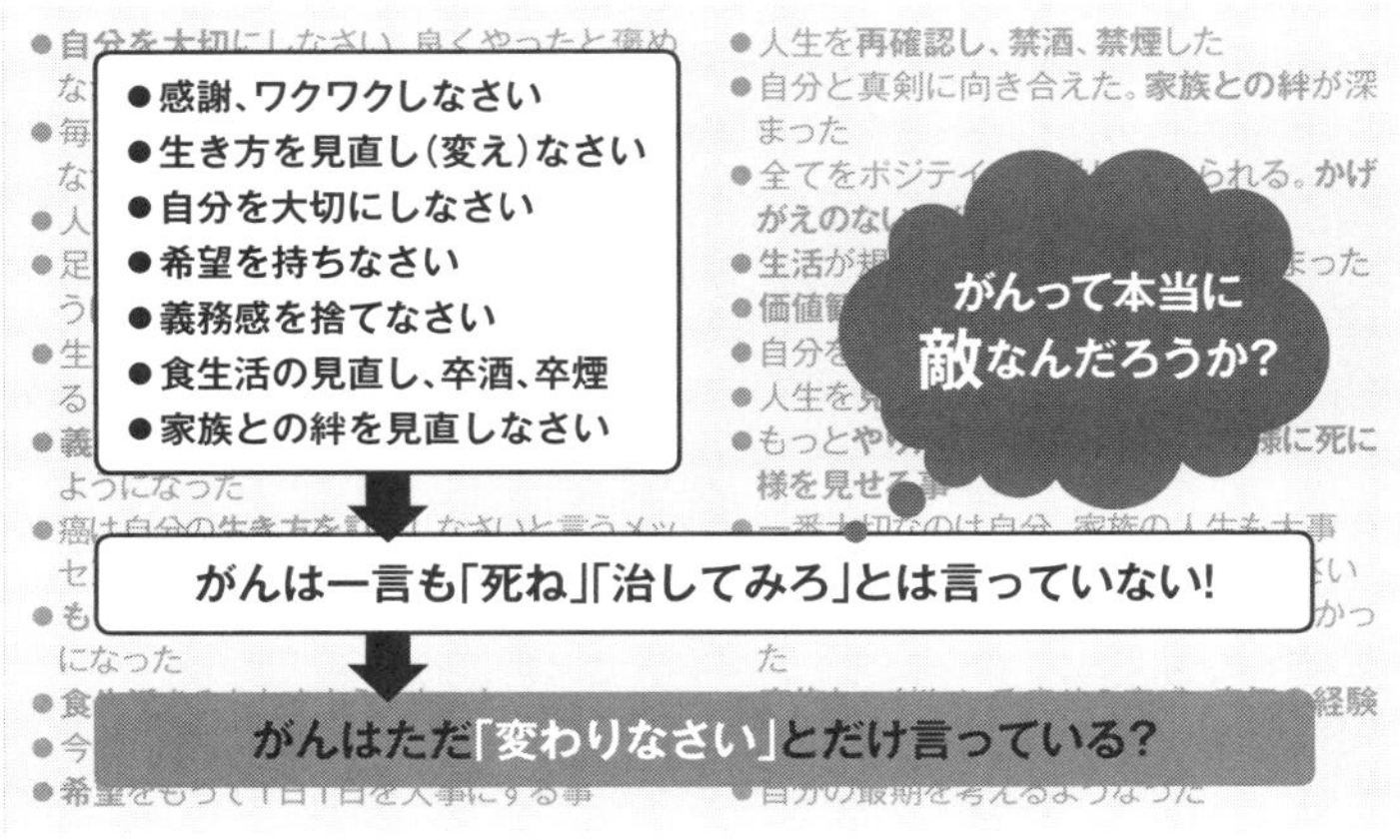
●感謝、ワクワクしなさい
●生き方を見直し（変え）なさい
●自分を大切にしなさい
●希望を持ちなさい
●義務感を捨てなさい
●食生活の見直し、卒酒、卒煙
●家族との絆を見直しなさい
がんって本当に敵なんだろうか？
がんは一言も「死ね」「治してみろ」とは言っていない！
がんはただ「変わりなさい」とだけ言っている？

きたことがわかります。まずはその負荷を解消してあげることが重要です。私はそれが間違った生き方（生活習慣）を正すことにつながると考えています。これをなくして、どのような治療を行っても、再発のリスクを下げることは難しいと言えるほどです。

例えば、手術できない末期の方々がたくさんいらっしゃいます。しかし、そういった方々の中に、余命半年と言われたのに20年生きたとか、転移巣含めてがんがすべて消えてしまったという話を聞きますよね。

多くの西洋医学の医師は「誤診だろう」とか「そんな話は何かの間違いだ」と言うでしょう。しかし、私自身も経験しています。巷にはそうした体験本も数多く出版されていますね。奇蹟と言われようが、末期がんからの生還者は間違いなくいらっしゃいます。

さて、ここに疑問が生じます。彼らはどうやってがんを消したのでしょうか？　末期がんと言えども、どうも自分の身体の中には根治（完全寛解）させるほどの力があるらしいということなのです。

では自分で自分を治そうとする力を引き出すためにはどうすればいいのか？　ステージ4を克服した人たちの中には、三大治療、そして補完代替医療をやった方がたくさんいらっしゃいます。それらはがん治療の一助になったはずです。でもそれはあくまで一助です。

がんを治したわけではなく、サポートをしただけ。先ほども述べた通り、治したのは患者さんご自身の自分で自分を治そうとする力です。

この治そうとする力を自然治癒力と言います。

では、どうしたらその自然治癒力を引き出すことができるのでしょうか？　私はそれを5か条にまとめ『がんに克つ五か条』と呼んでいます。

●がんに克つ五か条

①がんに克つ寝技　ねわざ〝睡眠〟
②がんに克つ食技　たべわざ〝食事〟
③がんに克つ動技　うごきわざ〝運動〟
④がんに克つ温技　あたためわざ〝加温〟
⑤がんに克つ笑技　わらいわざ〝笑い〟

この5つです。どれも健やかに生きていくうえで、当たり前といえば当たり前のことです。とはいえ、この5つを本当に実践できている人がどれだけいるでしょう。私は自分ががんになったことで、当たり前のことを当たり前にやることの重要性に、いやと言うほど気付かされました。

特に①と②は重要で、私は外来で患者さんにはっきりと「毎日眠れずに病気が治ることはないし、毎日食事を通して栄養が取れずに病気が治ることはない」と話しています。どんなにいい薬も、治療法も、施設も、この生きる基礎ができていない状態で病気が治ることはありません。ですから病気治療の場合は、まず治療に入る前の大前提として、眠れていないならまず眠れるように、食事が摂れていない（栄養が入っていない）ならまず栄養を摂れるようにする（点滴も含め）ところから始めています。

そして①と②と同等に重要な項目は⑤の笑いです。笑うことで免疫力が上がり、がんを抑制することは今や広く知られていることです。そうした重要な働きと同時に、笑いは病気の言い分を聴き、自分らしい生き方をしている時の喜びの表情でもある、と私は考えています。

しっかり睡眠をとり、栄養を入れない限り、病気が治る基礎はできません。しかし、何のために治すのかと言われれば〝自分らしい人生の創造〟と言えるでしょう。あなたがあ

自然治癒力の三角形

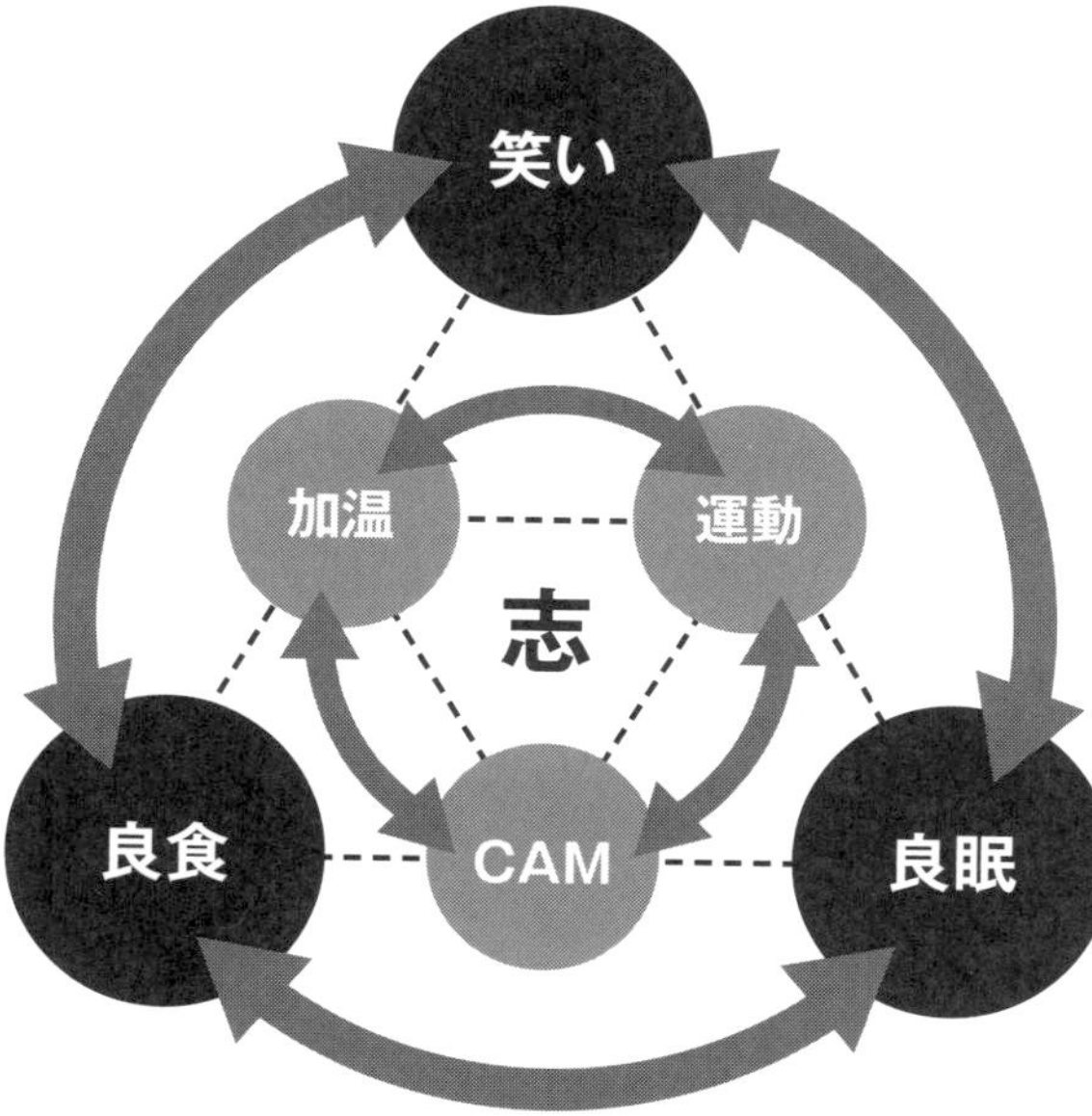

なたらしく生き生きと生きている時の表情は〝笑顔〟だということです。笑うとは、人生の目的への機動力でありながら、人生の目的成就の表情でもあると思うのです。

残る③運動と④加温、そして補完代替医療（CAM）は、幸せに近づくスピードをアップしてくれるものだと考えています。私はそれを自然治癒力の三角形と呼んでいます。図の中心の〝志〟とは、武士の心であり、命を懸けた願い、つまり〝自分らしくある〟ということです。生まれて来た目的や願いと言いかえることもできます。

それでは、5つのひとつひとつについて詳しくお伝えしていきましょう。

●がんに克つ寝技　ねわざ（睡眠）

「ちゃんと寝なきゃダメでしょ！」

かみさんは長年ずっと、私の睡眠不足を指摘していました。でも私は右の耳から左の耳へと聞き流してきました。

平均睡眠時間はわかりませんが、がんになる前の私の生活は、明らかに睡眠不足でした。

当直の時などは夜通し起きていましたから、そりゃ圧倒的に眠っていなかった。もちろん人間はずっと眠らないでいるわけにはいきません。当直で一睡もできなかった私はいつ眠るのか？　翌日の日中です。休憩時間に少しだけ横になると、すぐに落ちていました。あろうことか診療中に舟を漕いでしまうようなこともあったのです。私はあの頃、いつも眠かった。慢性的な睡眠不足で睡眠負債の状況でした。がんが発覚して改めて、

「だからちゃんと眠らなきゃダメって、あれほど言ってたでしょう！」

と叱られました。返す言葉がありませんでした。

２０１４年にアメリカのシカゴ大学が行ったマウスを使った研究では、睡眠を不足させたマウスのがん細胞が増殖しやすくなるという結果が出ました。がん細胞を攻撃してくれる免疫細胞が、睡眠不足におちいると、がん細胞の増殖を手助けする可能性があるとわかってきたのです。

また東北大学が2万３９９５人の女性を7年間追跡調査し、睡眠時間と乳がんの発症リスクの関係を調べた研究では、平均睡眠時間が6時間を切る人は、7時間以上眠っている人に対して乳がん罹患のリスクがおよそ1.6倍になることがわかりました。

前ページのような、がんと睡眠に関する研究、エビデンスは他にもたくさんあります。私の臨床例的にもはっきりしています。これまで診てきたがん患者さんは、本当に睡眠が足りていない方ばかりで、がん患者さんには絶対的に良質な睡眠が必要だと確信するに至りました。

がん治療において最も重要なことは、治る時間を確保することです。治る時間。それが睡眠中なのです。つまり眠ればいいのです。良好な睡眠をとっていれば、治そうと思わなくても、免疫力が働き、身体が勝手に治していくのです。

がんが退治される時間は夜しかありません。つまり、眠っている間にがんは消えているということです。睡眠中こそが、種々の修復ホルモンが放出され、昼に傷つけ疲労した細胞や組織を修復する時間帯なのです。

私はじゅうろく（10−6）睡眠を提唱しています。夜10時から朝6時まで8時間眠ってください。仕事の都合などでどうしても8時間を確保できない場合は6時間。これは最低でも眠っていただきたいのです。

「じゅうろく（10−6）睡眠を毎日ちゃんと守っていれば、がんの再発はない」

私はがん患者さんにそう言い切っています。人間が自分の身体を治そうとする力はすごいからです。

ただ、8時間眠ればいいからといって、今夜は9時に寝て、翌日は日付が変わってから寝て、というのは好ましくありません。10時なら10時、9時なら9時と決めることが大切です。床に入る時間と食事の時間を決めてしまえば、規則正しい生活習慣になります。

月の満ち欠けが女性の生理に影響を与えるように、天体の動きに伴い、人間のバイオリズムは決まっています。脈拍数、呼吸数、体温変化なども、実に規則正しく刻まれています。人間の鼓動は24時間で約10万回です。23時間で10万回打ったから、残りの1時間は打たないで休む、なんてことはありません。1分間に60回脈を打つという基本が守られているからこそ、80年90年と心臓を使い続けることができるのです。

人間、もちろん寝貯めなんてできません。そんな都合のいい話はありません。貯めることができないから、私なんかは翌日の日中、事もあろうに診療中にその代償を払っていたのです。

仕事を言い訳にする人がいます。「睡眠時間を削って仕事をしているんだ」と。私はそれを「仕事熱心で素晴らしいですね」とは思いません。仕事そのものや、時間のやりくりの仕方を見直すべきです。明日できることは明日やる。仕事は明日に持ち込めても、今日の睡眠を明日に振り替えることはできません。仕事にしろ趣味にしろ「もう少しやってから寝よう」「ここまでやってから寝よう」となりがちです。しかし、それをやり続けて私はがんになりました。

母さんが夜なべをして手袋編んでくれた♪という歌があります。昭和31年に発表された『かあさんの歌』の一節です。手袋とお母さんの愛情はありがたいのですが、昼間に編んでくれたほうがいいですね(笑)。日本人には、寝る間を惜しんでという美徳がありますが、よくありません。

朝型の生活リズムにしましょう。朝の仕事のほうが間違いなくはかどります。何の本で読んだか忘れましたが、東大の医学部に合格するような人たちは、徹夜で勉強なんかしないようですね。みんなしっかり8時間前後の睡眠時間をとり、朝に効率よく勉強している人が多いようです。床に入る時間、起きる時間、勉強する時間、全部しっかりとスケジュールが決まっていて、それを忠実に守り続けています。だから予想外に勉強時間が短いのです。勉強とは教科書から脳へのコピーだけであり、まだ記憶になっていません。それを記憶にインストールするのは睡眠中だそうです。

●よりよい睡眠をとるためのコツ

ではいざ睡眠習慣を改善するとしましょう。10時に床に入ってみるわけです。しかし、なかなか眠れない人もいるでしょう。もしかしたら日付が変わっても、寝返りを繰り返すばかりで寝付けないかもしれません。いいのです。それでも翌朝は6時に起きましょう。1時から8時間後を加算して9時に起きる、というようなことはやめてください。それをやってしまうと1時に眠るリズムになってしまうからです。

何時に眠りに入ったとしても6時に起きるのです。睡眠が足りていないので、その日は1日疲れるはずです。もしかしたら昼間にウトウトしてしまうかもしれません。しかしその夜は、昨晩よりも寝つきがよくなっています。ですから、眠気がなくてもとにかく10時に床に入ると決めましょう。そして何時に眠りに入ったとしても、朝起きるのが辛くても、6時に頑張って床を出るのです。それを繰り返していくと、睡眠リズムを身体が覚えていきます。

何日繰り返してもリズムがつかめない、くじけそうだという声も耳にします。それでも根気よくやってみてください。

寝付けないからといって、スマホを見るのはくれぐれもやめてください。スマホのスイッチがオンになって画面から発するブルーライトを見た瞬間に、脳内の睡眠スイッチがオフになってしまいます。

眼だけではありません。人間は両耳、両手のひらにも光を感じるセンサーがあります。いくらアイマスクをしていても、耳と手で光を感じ取るのです。時差ボケ解消のグッズで、耳の中に光を照射するイヤホン型の商品もあるくらいです。耳の中の光センサーに訴えて、昼と夜の時間差を調整しようという理屈です。ですから眠る際は部屋を真っ暗にすることが望ましいです。

しかし、部屋が暗いと怖くて眠れない、という人もいます。本当は真っ暗な闇のほうがよりよい睡眠が得られますが、どうしても怖さがある方は、少しだけ灯りをつけても構いません。そうすることで眠ることができるのであれば、そちらのほうがよいです。

良好な睡眠をとるためには、睡眠を妨害するものを取り除くことです。邪魔するものは

3つ。仕事と不安と痛みです。仕事によって睡眠時間が削られてしまうのであれば、仕事を減らす、辞める。薬で痛みを除き、睡眠薬で不安を取り除く。とにかく良質な睡眠を得るために、あらゆる努力と工夫を惜しまないことです。ただし、寝られるようになったら睡眠薬は減らしていきましょう。

がん患者さんは不安や痛みを抱えている人が多いですから、寝付きが悪いのは確かです。不安や後悔は睡眠を阻害します。

「再発したらどうしよう」「マーカーが上がったらどうしよう」「先生の顔が曇ったらどうしよう」。こういった不安は未来から来ます。後悔は過去から来ます。過去から来るものはすでに終わったこと、未来から来るものはまだ実体はないもの。人はこんなものに囚われてしまうのです。未来や過去は相手にしても仕方ありません。今を思い切り生きるしかない。楽しむしかないのです。今を生き切ることを続けていく。この生き方の結果、やり切った過去と、なるようにしかならない未来になってゆく。あとはそれだけを信じて生きるのです。

「先生の言われた通りにやってるんだけど、それでも眠れない。どうしたらいい？」

そんな患者さんには運動をすすめています。

●がんに克つ動技 うごきわざ（運動）

朝、目が覚めて6〜8時の間。最低30分、できれば1時間歩いてください。1時間で4〜5キロ歩く計算です。

朝日を浴びながら歩くと、セロトニンというホルモンが分泌されます。セロトニンは脳内で働く三大神経伝達物質の1つで、精神の安定に深くかかわっていることから『幸せホルモン』と呼ばれています。

このセロトニンは15時間後くらいに『睡眠ホルモン』と言われるメラトニンに変わっていきます。そしてメラトニンが出て3〜4時間すると、睡眠波が出てくる。そうすると良好な睡眠に入ることができるのです。

つまり朝歩くことは、夜に良好な睡眠に入るための準備になっているんですね。ですから適切な運動と良好な睡眠はセットになっているのです。

良質な睡眠を得るためだけでも運動をする価値は十分すぎますが、その効果は他にもあります。がんは酸素を嫌います。つまり有酸素運動をすると、がんがすごく嫌がるのです。がん細胞は、その人の生き方の中で酸素不足で冷えのある環境でも生きながらえた細胞なので、本来の酸素優位で温かい環境は苦手だということなんですね。

私たちは呼吸をして酸素を取り込みます。この酸素を用いて動くためのエネルギーを作ってくれるのが、細胞内小器官であるミトコンドリアです。

がんは活性化して動くためのエネルギーをミトコンドリアを使って生成することが少ない。対してがんを取り締まるリンパ球は酸素で動いている。つまり、体内に酸素が多い環境では、リンパ球は元気になるのに、がんにはメリットが少ない。非常に困る状況なわけです。

例えば東京医科歯科大学医学部附属病院で、この原理を利用した『高気圧酸素治療』が行われています。高気圧治療装置で全身に酸素を供給することで、子宮頸がん、子宮体がん、前立腺がんなどに有効性があることが報告されています。

このような治療は装置を備えた病院に行かなければいけませんが、明日から毎日、治療費ゼロでも出来る治療法が運動です。

どんな運動がいいのか、具体的にご説明します。都会の中でもできるだけ空気の綺麗なところ、緑豊かな場所を歩けたらいいですね。酸素が豊富ですから。

朝はなんだかんだと忙しいですから、仮に30分しか時間がとれないとしましょう。30分あれば2キロほどは歩けます。その途中で、できる人は100メートルダッシュを1～2本入れてほしいのです。

ダッシュといっても陸上選手のように倒れ込むほどやらなくても大丈夫ですが、結構本気で走って頂きたい。要するに、途中で無酸素運動を入れ込んでほしいのです。

歩くのは有酸素運動。走るのは無酸素運動。酸素がない状態で筋肉を使うということです。すると筋肉に乳酸がたまってきます。乳酸はミトコンドリアの餌です。がん細胞は酸素ではなく、糖質を分解してエネルギーを作り出すので、ミトコンドリアが少ない。対して、がん細胞を取り締まるリンパ球はミトコンドリア優位です。このミトコンドリアに乳酸という餌を与えてあげるわけです。無酸素運動もまた乳酸を通して、リンパ球は元気になるのに、がんにはメリットが少ない状況を作り出してくれるのです。

ただし、ダッシュして転んで骨折なんてことになったら本末転倒ですから、くれぐれも無理しないようにしてください。100メートルダッシュが嫌で、歩くこと自体をやめてしまう人もいます。これも本末転倒。決して無理せず、最初のうちは歩くだけでも構いません。

加えて、運動がいいからと毎日20㎞走っている人がいました。アスリートになるならまだしも、運動のしすぎはかえって身体を壊します。何事も適度な量が重要です。よりよい睡眠のために、そしてリンパ球の働きをよくするために、ひいてはがんから離れた健全な自分になるために適度な運動をしましょう。

がんは生き方（生活）の結果です。本来の免疫を上げる生き方に戻れば、がんは消えていきます。がんになる運命とがんが消えないという運命。この運命を変えたい、動かしたいわけです。そうです、運を動かすと書いて〝運動〟なのです。

●がんに克つ温技　あたためわざ（加温）

運動をすすめる理由はもうひとつ。体温が上がるからです。先述したとおりがんは熱が苦手で、低体温を好みます。がん患者さんは体温の低い方が多い。これはがんにとって居心地のいい環境を与えてしまっているのです。がんは低体温という居心地のよい環境で生き残った細胞たちなのです。対して、がんを取り締まるリンパ球は体温が1度上がると、活性が40％上がります。

しかし私はがんになる以前、こんなに基本的なことを軽視した生活を送っていました。

加温のことなど微塵も考えない生き方だったのです。術後、反省した私は加温に勤しみました。先述しましたが、オンコサーミア、ハイパーサーミア、インディバといった温熱治療器を使って、温熱療法に取り組みました。

そもそもがん細胞は42・5℃以上で死滅すると言われています。ですから42・5℃以上の熱をがん細胞に輸熱すればよいのです。これを高加温治療と言います。ハイパーサーミア、オンコサーミア、インディバがそれにあたります。

では42・5℃未満では効果がないかというとそうではないんですね。細胞内のHSP（ヒートショックプロテイン）を上げてがん治療ができるのです。マイルド加温と言います。

私が自分に施した加温治療の中で、特にお勧めしたいのがHSP入浴法です。HSP（ヒートショックプロテイン）は、細胞の損傷を防ぐタンパク質の一群のことで、どの細胞の中にも存在します。熱刺激を受けると細胞の中で増え、遺伝子を修復したり、変性したタンパク質を取り除いたりしてくれます。

HSPには、生体防御作用（特にストレス防御作用）、免疫増強作用（特にがん免疫を増強）、抗炎症作用、分子シャペロン作用（タンパク質の介添え役）などの生理作用があります。がんに克つ上で欠かせない存在です。ＨＳＰ入浴法は、このヒートショックプロテインを最も効果的に増やす入浴法なのです。

ここでご紹介したい方がいます。

【伊藤要子】

ＨＳＰプロジェクト研究所・所長。日本ハイパーサーミア学会認定指導教育者。医学博士。元愛知医科大学准教授・修文大学健康栄養学部管理栄養学科教授。

御存知の方もいるかも知れませんが、伊藤先生はＨＳＰ研究の第一人者です。私の説明よりも、伊藤先生の言葉のほうがいいでしょう。以下、先生のホームページから、ＨＳＰ入浴法の概要を抜粋します。

1. バスタオルと着替えは、すぐ手の届くところに置く
2. 浴槽のふたを開けたり、床や壁にシャワーをかけ浴室内を温める
3. 手、足、体（心臓に遠いところから）に、かけ湯をする

4. 浴槽には、足から手、体の順にゆっくりと浸かる

5. 湯に浸かりながら舌下で体温を計る。38℃まで上がるのが理想。

※お湯の温度目安／42℃→入浴10分、41℃→15分、40℃→20分

※血行促進作用のある入浴剤を使用の場合は、40℃→15分

6. 入浴後は「10分～15分」保温する

※ＨＳＰ入浴法で一番大切なところが、最後の保温時間です。体温を37℃以上に保つことで、体内のＨＳＰが増えるので、体の水分はしっかりふき取り、体が冷えないよう衣類を身に着け、冬は暖かい部屋で、夏は冷房をかけずに最低10分間、体を保温します。

水分補給には、冷たいドリンクを避け、常温、もしくは温かい飲み物で補います。冷たいドリンクは保温後に飲みましょう。

以上が概要です。もっと詳しく知りたい方は〃ＨＳＰ入浴法〃で検索してみてください。

オンコサーミアやインディバといった温熱治療に加えて、ＨＳＰ入浴法のようなマイルド加温は有効です。これは伊藤先生が確立した温熱療法です。特にがん患者さんは免疫力

が低下している上に、抗がん剤・放射線治療などで免疫力がより低下するので、免疫力を増強するマイルド加温療法はもっとも基本的な治療法です。

放射線、免疫療法などの他のがん治療とマイルド加温療法を併用するとより効果的です。全身加温が基本ですが、局所加温もします。

また、体を温めることは重要ですが、冷やさないという心がけと工夫も大切です。おしゃれを優先して薄着をするのは要注意。特に下半身を冷やさないように、靴下はしっかり履きましょう。夏場でもエアコンが効いているので私は極力靴下をはき、冷えが足元から入らないように注意しています。

冷たい飲み物を避けましょう。キンキンに冷えた飲み物やアイスクリームは、エネルギーが有り余っている若い人たちはいいかもしれませんが、そうでない人たち、ましてやがん患者さんは避けるべきです。

●がんに克つ食技 たべわざ（食事）

私が術後、再発防止のために最初に意識したのは食事を変えることでした。〝食は健康にとって重要だ〟という言い方は弱い。もっとダイレクトです。〝食べもので身体はできている〟のです。

つまり食イコール身体です。

そして、当然のことながらがんも身体の一部です。すなわち、がんも食べたものでできている。何も難しいことはありません。非常にシンプルな理屈で、がん体質を変えたいなら食事を変えたらいいのです。

というのは、がんを経験した今だから言えること。西洋医学の医師の中で、栄養学を専門に勉強している人はあまり多くはないと思います。かくいう私も外科医時代、「食」について全く知識はありませんでした。

勤務医時代は家で朝ご飯をかき込んだら、診療時間の合間を縫って昼ごはんはカップラーメン、小腹が空いたらスナック菓子をつまんでいました。

夕食を自宅で摂る時は、かみさんが気を遣って忙しい合間にお手製の料理をふるまってくれましたが、当直の際はかつ丼やカレーライス、インスタント食品漬けの生活でした。ファーストフード、カップラーメン、お菓子などを躊躇なく食べ、肉料理、麺類、炒め物や揚げ物が大好きでした。ジャンクフードも大好き。育ち盛りの高校生たちの好物と同じです。

術後はこれら乱れた食生活をすべて止めました。自身がアレルギー体質で、普段から食事に気を付けているかみさんは「腎臓はろ過を司る臓器でしょう。腎臓に負担をかける塩分は限界まで減らすべきでしょ！」と、徹底的な塩分カットを主張しました。

塩分カット、ではなく無塩でした。味噌の入っていない味噌汁。これ、味噌汁じゃなくて汁です。かみさんは一生懸命作ってくれたんですが、もうこれが本当に食べられたものじゃなかった(笑)。

私は食べる量がめっきり減ってしまい、術前よりも18キロ体重が落ちました。

そして食べなくても平気になってしまったのです。これは貴重な体験でした。食べるよりも食べないほうがラクなのです。むしろ食べると眠くなり、身体が重くなるのがわかりました。食べるということは、エネルギーを入れているというより、エネルギーを使うんだと実感しました。

人間、慣れというのはすごいですね。食べなくても平気になるんです。まさに、不食の人です。でも、このまま食べなかったら死んじゃうよなぁと思っていました。もうこのまま いくと、私はあれだけ好きだった肉すらも、一生食べなくても平気なのではないか。そう思うと不安になってきたのです。

思えば術後は、全くお肉を食べてはいませんでした。ある日、私は思い立って、かみさんに内緒でステーキハウスへ行きました。食べられなかったらどうしよう……と不安いっぱいでしたが、結果はめちゃくちゃ旨かったのです。一安心しました(笑)。

とはいえ、私は徐々に減塩の食事に慣れていきました。味覚が変わったのです。特に『味の素』に代表されるグルタミン酸、化学調味料には敏感になりました。うま味を巧妙に作っていることに感心はしますが、ケミカルはすぐに見抜けるようになりました。

歳月の流れとともに、醤油や塩気を少し足して食べるようになりましたが、それでも以前に比べると、現在は塩分摂取には気を付けた食生活を送るようになっています。たまには肉も食べますが、以前よりも魚を食べる割合のほうが増えました。

ジャンクフードはもちろん止めました。

術後13年が経ち、かみさんも今では厳格な食事から緩やかな食事に切り替えてくれています。加えて漢方に力を入れている医師なので、薬膳が増えました。カレーなどは、ハーブをふんだんに入れてすり潰して作るような、本場スリランカで食べるようなものを作ってくれます。卵から作ったプリンなどデザートもお手の物。私はたまにはバー◯ントカレーやプッ◯ンプリンも食べたいと思うのですが（笑）。お酒はお付き合いで少しだけ呑む程度です。ひとえに、かみさんに感謝です。

さて、本題に入りましょう。前述の通り、がんといえども我々自身の細胞であり、皆さんが食べている日ごろの食事が栄養源です。一方、そのがんを取り締まる免疫系の細胞たちも同じ食事を栄養源にしています。

私が患者さんに食事療法を指導する際、まずはもっとも重要なことを最初にお伝えしています。それは「食への感謝」です。基本的に皆さんの口に入る全ての食材に何ら罪はありません。全ての食材はその命を賭して皆さんの血肉になっています。時に「そんな悪いもの食べてはがんになるよ」といった言葉を聞くことがありますが、それは食材への冒涜です。考えてもみて下さい。もしあなたが食べられる食材だとしたら、命を盗られた挙句に「お前みたいな悪い〜」なんて言われたら、どんな気持ちになりますか？　自分を食べる人のために栄養になろうと思いますか？　私たちは食べられる食材の気持ちになって、まずは食事を命として頂く気持ちが重要です。

次に重要なことは〝食事＝身体〟という等式です。繰り返しますが、私たちの身体は食べた食事と飲んだ水、吸った空気でできており、それ以外の材料は何もありません。さらに言うと、その身体から出てきたがんも、もとは正常細胞だったのです。つまり〝食事＝身体＝がん〟という等式が成り立ちます。ということは〝食事＝がん〟という等式も成り立つわけです。

先述の通り、全ての食材に罪はありませんが、がんの好きな食材と嫌いな食材はあります。ですから、がん治療においてはできるだけがんの好きな食材を避け、がんの嫌いな食材を摂るようにすることが重要です。

●がんの好きな食材と嫌いな食材

　がんの栄養はまさに普段の食事ですが、そもそもがんと正常細胞の違いは何でしょう。それは「がんは糖質が大好き」で「正常細胞の4～8倍もの栄養を必要とする」ということです。そのため、がん細胞は正常細胞が食べるべき栄養を横取りします。そのため、がん細胞の周囲の正常細胞は栄養を奪われ餓死します。がんが大きく発育するとは、どんどん正常細胞の栄養が奪われるということなのです。そうです、がんでなぜ人が死ぬのか？それは餓死なんですね。

　まず「がんは糖質が大好き」なので、糖質は減らした方がいいのです。さて、その糖質は2種類あります。なめて甘い糖質と甘くない糖質です。甘い糖質の多くは「お菓子」です。甘い糖質は、ストレスを除去し幸福感を感じさせます。ゆえに「お菓子を食べるな」とは「幸せになるな」に近い厳しい試練です。つい手が出てしまいます。

　お菓子（糖質）には依存性があります。お菓子断ちにはかなりの覚悟が要りますが、がんになる前に、ストレスを消すためにお菓子をたくさん食べていた人が（この糖質ががんを元気にした）お菓子断ちするのは極めて有効です。しかし、元々それほどお菓子を食べていなかったがん患者さんは、そこまで厳密に禁止しなくともよいでしょう。きっとがんの原因ではないし、許されても食べないでしょうから。料理に使用する砂糖も、精製した白砂糖は注意が必要ですが、黒糖、オリゴ糖、はちみつやメープルシロップなどをお勧めしています。

もう1種類の甘くない糖質とは、お米やイモ類。つまり、でんぷんです。実はこれもがんの好物です。これらも避けたほうがいいのですが、ただし、これは精製してある白米や白い小麦粉などに限った話です。お米は精製していない玄米、または分付き米、雑穀、五穀米など、パンも同じく未精製の全粒粉でオーガニックのものであれば食べ過ぎなければ大丈夫です。ただし、これらの穀物は消化があまりよくないので、体調によっては、消化のよい白米を少量勧めるケースもあります。

また基本的にイモ類は繊維が多く吸収遅延があることから急な高血糖になりにくいので大丈夫です。

がんは過剰な糖が好物ですから、基本的に精製した砂糖などを大量に使用している商品（特にドリンク）は急な血糖上昇にインスリンが追いつかないため止めましょう。基本的に飲んでよいのは、天然水（ペットボトルで可）か浄水器の水です。

次は肉類です。安全なものを選ぶためには、何を食べて育った動物の肉なのかが重要です。牛や豚が抗生剤やホルモン剤などの入った飼料を食べている場合、その肉を食べることで残留薬物は我々の身体に入ってきます。同時に、家畜が食べる飼料の栽培過程に使われる農薬も重要な要因です。そういう観点からすれば、どうしても肉を食べたい場合は放牧されて牧草で育っているものやジビエの肉がいいでしょう。

牛乳は妊娠状態の牛から牛乳を搾るわけですから、その乳牛が何を食べたかに加えて、牛自身のエストロゲンやプロゲステロンなどは、飲んだ人にホルモン依存性のがん（乳がんや前立腺がん等）があれば明らかに刺激を受けます。チーズやヨーグルトは発酵食品ですからよいのですが、少なめにした方がよいでしょう。

環境ホルモンは脂に溶け込みます。だから私は肉を食べる際には脂身は食べません。がん患者さんには基本的には肉も魚も赤身は避けるように指導しています（ちなみにサーモンは白身）。理由は赤身に多く含まれる鉄分が体内でがんの原因である活性酸素を産生する触媒になるためです。ですから貧血の方以外には、あまりお勧めできません。どうしても食べたいのであれば鶏肉、もしくは魚です。もしも魚を食べるのであれば、天然で外洋回遊型の青魚（サンマ、イワシ）がよいでしょう。アジ、サバもよいですが、日本近海でとれた魚には国内で使った農薬やダイオキシンなど環境ホルモンの影響があると言われているからです。新鮮な青魚はＥＰＡやＤＨＡが豊富ですから、体内から悪玉コレステロールを排除してくれます。

続いてがんの嫌いな食材、すなわち積極的に摂るべき食材について考えていきましょう。がんが一番苦手なものは緑黄色野菜、根菜、海藻類、きのこ類、豆類、発酵食品です。これは天然の抗がん剤と言ってもいいくらいです。

アメリカ国立がん研究所作成の「デザイナーフーズ・ピラミッド」では、左図のようながん予防の野菜についての報告があります。もちろん全ての野菜はそれぞれの特徴を持つよいものですが、がん予防という視点からすると、三角形の上の方がより予防効果が高いと言われています。

基本的に、野菜は湯通しをした方が抗酸化効果が高まることがわかっています。これは植物が産生している抗酸化物質（ファイトケミカル）の活性が高まるからです。

また、果物も抗がん効果の高いファイトケミカルが豊富です。百年以上前のイギリスに

がん予防の可能性のある食品

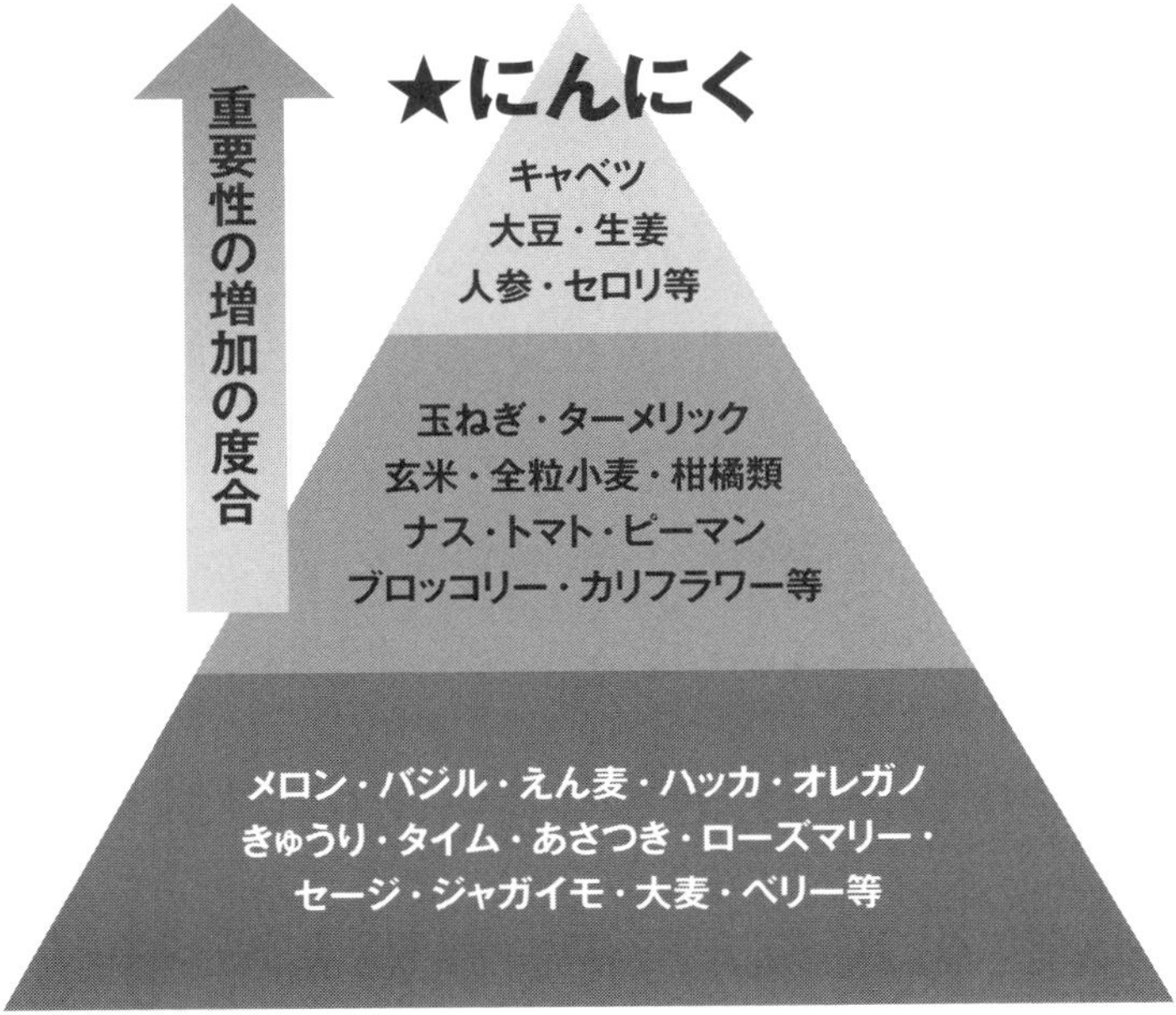

デザイナーフーズプログラム
1990年アメリカ国立がん研究所

は「リンゴ1個で医者知らず」という諺《ことわざ》があったと言います。

無農薬であればなおよしです。自然環境の中で、あらゆる細菌や真菌に晒される自分を守ろうとする物質がファイトケミカルです。この力強さをいただくことで抗がん効果が出るわけです。特に無農薬の植物が作り出す物質・サルベストロールは強力です。

リンゴにおけるファイトケミカルの量は皮が一番豊富で、次に芯、最後に実（果肉）だそうです。ですから、がん患者さんには無農薬のリンゴを、皮、芯、果肉の順番でまるごと食べて頂きたいですね。難しいようなら、乱切りしてジューサーにかけ、まるごとジュースとして飲むのもいいでしょう。無農薬のリンゴはなかなか手に入りません。普通のリンゴの場合、農薬対策としては、流水で綺麗に流すか、各種農薬除去グッズなどをお使いください。

●おすすめジュースとスープの作り方

さて、ここで私がいつも外来でがん患者さんにお勧めしているジュースの作り方、そしてスープの調理方法をご紹介します。

油についての図表

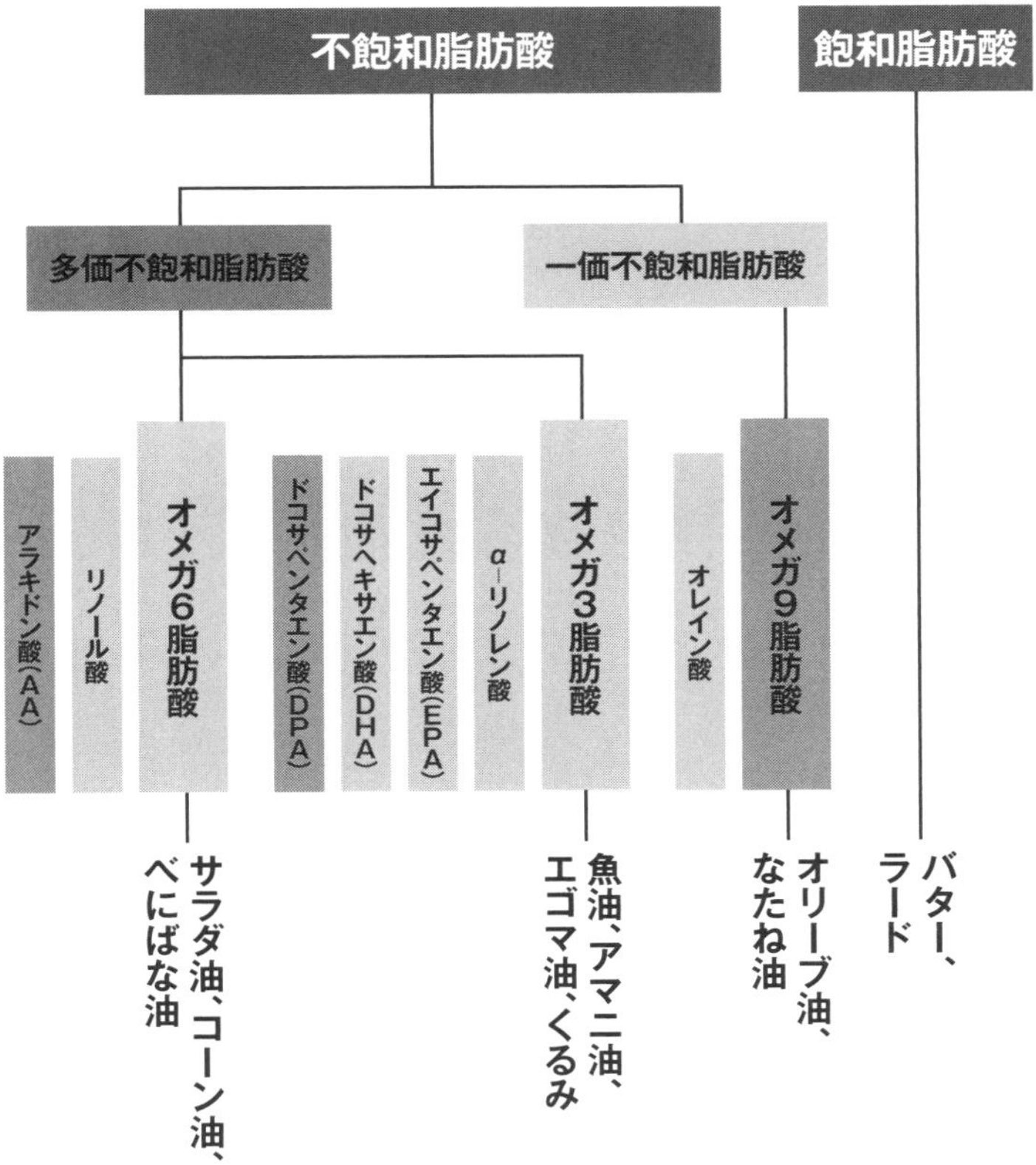

佐藤典宏医師（産業医大講師）HP より

無農薬のニンジン3本にリンゴ1個とレモン半分をジューサー（ミキサーではありません）で搾ります。がん予防なら200㎖、がん患者さんなら400～800㎖を毎日飲んでみてください。

スープの作り方ですが、野菜は5種類以上を葉ごと乱切り～短冊切り、そこへ海藻、きのこ、豆類を入れて、30分～1時間、調味料なしで煮込むだけです。そっけないと感じるでしょうが、まずは素の味でお摂り下さい。これを「おいしい」と感じる舌になって頂きたいです。少し味付けする場合は、味噌や醤油、コンソメ、カレー味などのバリエーションがあります。特に味噌、醤油、キムチなどは植物性乳酸菌による発酵食品であり、ヨーグルト（動物性乳酸菌）よりも胃酸で壊れにくいため、味付けにも適しています。ただし、塩分は精製（95％以上）したNａcl（塩）は止めて、岩塩か天日干しの天然塩を使ってください。含まれるミネラルが、ナトリウムの摂り過ぎによる害を防いでくれます。

油についてです。不飽和脂肪酸でもオメガ3は抗炎症作用があり、最もよいと言われています。オメガ3が多く含まれる食品は青魚のEPA、DHAとアマニ油とエゴマ油です。オメガ9は、オリーブオイルが熱しても酸化しづらく使いやすい油です。その他は、酸化しやすくがん患者さんにはお勧めできません。

まごわやさしい早見表

ま	豆	大豆、あずきなどの豆類
ご	ゴマ	ゴマ、ナッツ、クルミ、アーモンド
わ	わかめ	わかめ、コンブ、海苔などの海藻類
や	野菜	野菜、根菜
さ	魚	魚（特に小型の青魚）
し	椎茸	椎茸、しめじなどのキノコ類
い	イモ	里芋、じゃがいも、さつまいもなどの芋類

吉村裕之博士（医学博士・食品研究家）提唱

また、がん予防に関しては、食品研究家で医学博士の吉村裕之先生が提唱されているバランスのよい食事で「まごわやさしい」という覚え方がありますね。

この「まごわやさしい」の最後に「ヨ」を加えましょう。「ヨ」はヨーグルトです。「まごはやさしいヨ」。ぜひ覚えておいてください。

●調理法は煮る、蒸す、茹でる

正常細胞が過剰な活性酸素により遺伝子が酸化することで細胞ががん化します。しかし、実は遺伝子の糖化もがんに繋がることがわかっています。酸化は「焼く」、糖化は「焦げる」イメージです。しかも、この発がんを促す糖化現象は食品の焦げ（AGEs Advanced Glycation End Products 最終糖化産物）をたくさん摂取することで起こりやすいこともわかっています。

ここまで書けばおわかりですね。極力、焼く、炒める、揚げるという料理法より、煮る、蒸す、茹でる方ががん化は防げます。付け加えると、煮るより蒸すほうがファイトケミカルなどの有効成分が外へ逃げません。よって、煮た場合はそのスープの方が有効成分が多いとも言われ、これをファイトケミカルスープと言います。

同じ野菜でも、揚げたり焼いたりはＡＧＥｓ（きつね色の焦げ目）が増え、その結果がん化しやすい。一方、茹でたり煮たりすれば逆に抗酸化力が上がり、がん予防になると言えるのです。

●食べる順番にも意味がある

食べる順番にも注意が必要です。余剰かつ急な血糖上昇を招く食べ方は、がん化を招きやすいのです。もし同じ糖でも、食事の順番でコントロールし、ゆっくり吸収されればインスリンの効果が間に合い、過剰な血糖上昇を防ぐことができます。例えば焼き魚定食（さんま、野菜、ご飯、汁物）だとすると、最初に汁物や野菜など、次に魚（タンパク質）、最後にご飯（糖質）という順番がよいということです。これが和食文化が優れていると言われる根拠でもあります。

また、うどん一杯だけでも素うどんではＧＩ（Glication Index）値が高いので、できれば天ぷらや月見（卵）、キツネ（アゲ）のように糖質の吸収を阻害する付け合わせがあった方が急な血糖上昇がありません。カロリーは素うどんのほうが少ないですが、実は脂質では太りません。太る原因は糖質です。そして過剰な糖質の摂取ががんの栄養になるので気を付けましょう。よくがん術後の患者さんで「太りたい」と言われる人がいます。気持ちはわかりますが、これは注意が必要です。なぜなら太るとは余分なカロリーを皮下脂肪などで貯蔵した結果だからです。この余分なカロリーが実はがんのエサになる以上、あまり余分なカロリーは摂ってほしくない。つまり、太ってはほしくないのです。

●断食のすすめ

腸は非常に重要な器官です。脳に次ぐ思考を司る臓器でもあると言われています。腸内細菌はひとつの臓器である、という研究者もいます。自分の意志でよりよくしていける臓器であり、自分の遺伝子を全く持っていない、細菌たちによる環境、すなわち別の生命体による臓器なのです。

我々の身体の細胞数は、38兆とも60兆個とも言われていますが、腸内細菌は１００兆個だと言われています。最近この腸内細菌で新しい知見がどんどん発見されています。我々の肉体の遺伝子はひとつです。その人しか持ちえない唯一のもの。しかし腸内細菌は全く別の遺伝子を持った別の生き物たちの集まりです。しかもその集まりである腸内フローラは毎日、劇的に変化しています。腸内細菌叢の変化は、体調はもちろん性格や思考に大きな影響を与えるのです。活発なマウスの糞をおとなしいマウスの餌に混ぜて与えると、おとなしいマウスが活発化する。その逆も然り。そんな動物実験の結果が出ています。昨今は、人間のほうでも腸内細菌の移植が行われるようになりました。

腸内細菌は当然のことながら、食べ物によって変化します。正しい食事を摂ることは、よい腸内環境を作ることとイコールです。

断食は、よくない腸内環境をリセットし、宿便を出します。そうしてから植物性の食品を中心に摂りながら新しい腸内環境を創り上げていく。非常に有効な方法です。

臭いおならが出ているうちは腸内環境がよいとは言えません。また、より黒っぽい便は腸内環境がよろしくないサインです。ジャンクフード、ファーストフード、不規則な時間帯の食事。これらは、臭いおならと浮かない便の原因になります。

私は座禅断食をやるようになってから、おならが臭くなくなりました。たとえ肉を食べても、臭くならないのです。体調がいい時の便は水に浮きます。

ちなみに宿便とは、主に小腸内の粘液で、体重60kgの人で約2~4kgはあると言われています。食事の不摂生や食材の添加物や化学物質により腸粘膜がダメージを受け、その小腸粘膜を保護するために多くの粘液が分泌されます。この粘液内に悪玉菌が繁殖し硫化水素やアンモニアなどの有害ガスを発生させ、このガスが身体を蝕むと言われています。

現在、小学校では「早寝早起き朝ごはん」が生活習慣作りでのスローガンですが、東洋医学の中には、朝は排泄時間帯のため、食事は入れないほうがいいという考え方もあります。

1日三食の是非は検討の余地があると思いますが、はっきり言えるのは、1日一食であれ、1日三食であれ、ほぼ同じ時刻に摂ることが重要だということです。

身体のバイオリズムに合わせることが健康維持には欠かせないことだからです。もっと言えば、規則正しい生活を送っていれば、然るべき時におなかがちゃんと空いてくるのです。

夕食は就寝の3、4時間前には終了し、睡眠時に胃を極力空かせていることが重要です。間違っても間食、夜食などで内臓に余計な負担をかけないようにしてください。

食べる時間帯とともに、食べる量も注意が必要です。実は食事の量はがんが大きくなるスピードに深く関係があります。食事はがんにとっても栄養になりますから、エサが多ければ多いほど喜んでしまいます。どれだけよいものでも、食べ過ぎたら全て毒になると思ったほうがよいです。

基本的にどんな食べ物にも大量の細菌やカビが入っています。サラダ、寿司など生ものは特にそうです。しかし、こうした外敵の細菌は自己免疫力（顆粒球など）が働き、活発に貪食され消滅しますが、実はこの時に大量の活性酸素が発生します。当然ですが、食物量が多ければ、活性酸素も増え、過剰な活性酸素は自己を攻撃します。この余剰な活性酸素こそががんや老化の原因でもあるのです。

通常の食事量を2～3割減らすだけで、サーチュイン遺伝子（長寿遺伝子）が活性化し、老化が防止されます。逆に大食漢の老化は甚だしく、その結果の肥満は明確ながん危険因子であることがわかっています。

最近、このサーチュイン遺伝子を活性化する物質が発見されています。これがブドウのファイトケミカルであるレスベラトロールという物質です。ブドウの皮の真下に存在しています。やはりブドウも無農薬か農薬除去したうえで、皮ごと食べることがお勧めです。

私は朝食に、何も調味料を使わない野菜スープだけを摂ることが多いです。野菜スープではない日は、ニンジンジュースだけの日もあれば、納豆メカブの日もあります。みかんひとつなんて日もあります。とにかく少量を心掛けています。

なぜこれだけなのか。朝は排泄時間帯である、という東洋医学に則っているからです。ちなみにお釈迦様は「朝食は抜きなさい」と言っています。1日断食の基本は朝と昼を抜くのです。夜食べて、翌日の朝と昼を抜き、夜食べる。そうすると1日（24時間）断食したことになるのです。

半日断食は朝を抜くことです。夜食べて、翌日の朝を抜き、昼に食べる。すると半日断食（12時間以上空腹状態）になっています。

食べる時間帯と食べる量について述べてきましたが、断食というのはいかに空腹状態を作り出すかということですから、これらについて考えることは非常に理にかなっているのです。

私は今でも1年に3回だけ3日間の断食をしています。当院（船戸クリニック）で主催する「座禅断食会」です。日程は2泊3日。木曜日の夕食を食べて以降、ずっと食べません。飲水は可能です。金曜日は1日断食状態で仕事をして午後6時に座禅道場へ各自集合します。ステイ中は座禅を20分組んで40分休憩、また20分座禅を組んで40分休憩。これを繰り返すのです。日曜日の朝9時に明けの食事をゆっくりいただき、その後〝流し〟と言ってどんぶり3〜5杯の梅湯を使って宿便出しをします。

たった2泊3日なのに、ほとんどの参加者はぐったりしますが、3日目の明けの食事後にはみるみる元気が回復します。本当に私たちは食べたもので動いているということがわかる瞬間です。そして、ただの大根煮や生の野菜の美味しさにも驚きます。心から食への感謝が芽生えます。

この座禅断食会に参加して、その後1週間は少食を心がけます。アルコールとお肉は禁止です。ピカピカに若返った小腸粘膜を再生するためによいものを少量入れるというのが基本なんですね。

断食明けはますます味覚が研ぎ澄まされています。同じ食べ物とは思えないほど、味が変わります。それは劇的なものです。例えば生のニンジンをかじる。こんなに甘くて美味しいのか……驚愕します。感動します。ニンジンさんは何も変わってない。人間側が激変するのです。

たった1日だけでも食べない、もしくは少食というのは非常に有効な健康法です。年齢や体調によって程度の差こそあれ健康な人でもぜひやってみて頂きたい養生法です。内臓を休ませると、免疫力があがります。

ただし末期がん患者さんの場合は、栄養不足におちいる可能性があるので注意が必要です。糖質はがんの好物ですが、末期の患者さんが不食してしまうと、がんもろとも身体が弱ってしまう可能性があります。ですから、栄養バランスを考えながら食事を摂っていく必要があるのです。そのため、がん患者さんの場合は主治医に相談しながら取り組んでください。しかし残念ながら、その相談に適切に答えられる医師は少ないのが現状です。冒頭でも言いましたが、西洋医学の医師たちは栄養学を勉強していません。もし、主治医が食について勉強不足だと感じた場合は、栄養士の方、もしくは「食」を重要視している医師を探して相談してください。

●がんに克つ笑技　わらいわざ（笑い）

ある日の診療風景です。

「先生、聞いてよ！　私、もう旦那に腹が立って仕方がないわ！」

「じゃあ、おもちゃのコーナーで売ってる、プラスチック製のバットとビーチボールを買っておいで」

「バットとボール？　先生なに言ってんの？」

「腹が立ったら、そのビーチボールをバットで何度も叩くんよ〜。（実際に動きながら）こうやってね！」

「なに言いだすかと思ったら！　バカねぇ！　ハハハ！」

「大きな壺でもいいよ！」

「また変なこと言いだすねぇ」

「庭に埋めて、フタしておくの。腹が立ったらそのフタを開けて思い切り壺に向かってバカヤローって叫ぶの！　その後、パッとフタをして！」

「アハハハ！　もう先生、そんな馬鹿なことばっかり言って！　バットも壺も旦那が見つけたらどうするのよ！」

「それもそうやね……じゃあ、ひとりカラオケで熱唱してきたら」

「ひとりカラオケねぇ。それはいいかもしれんねぇ」

「ひとりだから下手でも大丈夫だし」
「うるさい！　下手じゃないもん！」
「ハハハハハ！」
「ハハハハハハ！」

私は患者さんとよく笑っています。笑いはどんな治療よりも効果があると考えています。笑いは、免疫を上げるツールでもあり、その結果がんが消え、あなたらしい本来で本当の人生を取り戻した時の幸せの表情でもあります。笑いは手段でもありゴールでもあるということなんですね。

これは決して精神論だけに終始しません。がん関連の書籍やインターネットをよくお読みになっている方々には、もう説明不要かもしれませんが、笑いによって免疫活性が上がることはエビデンスがはっきりとしている真実です。

例えば、伊丹仁朗医師（岡山県倉敷市　すばるクリニック院長）は、『なんばグランド花月』で、お笑いがＮＫ（ナチュラルキラー）細胞にどのような影響を及ぼすかの実験をしています。ご存知のように、ＮＫ細胞はがん細胞を退治してくれる重要なリンパ球の一種です。

結果、笑いの作用によってNK細胞が活性化することが実証されました。しかも笑いは免疫活性を適切にして、ただがんを治すだけではなく、免疫過剰である膠原病も治すという結果が出たのです。

笑いに関しては、以下の報告も興味深いですね。

●アトピー性皮膚炎にも、喘息から花粉症（いずれも免疫過敏症）にも笑いは有効である。
●リウマチの痛みを改善した（インターロイキン6の値が劇的に低下）。
●母親が笑いながら授乳すると、赤ちゃんのアレルギー反応が軽減した。
●笑いは抑うつ状態を改善した。
●笑いは、有意に血糖を下げ、糖尿を改善する。
●笑いは、認知症を改善する。
●笑いは炎症を悪化する物質を下げ、炎症を抑制する物質を増やす。
●笑わない人は、笑う人に比べて認知症になる確率が約4倍。

そして楽しくなくとも、「ニッ」と笑顔の表情を作るだけでも免疫機能が活性化することもわかっています。

私はこれを〝にもか笑い〟と呼んでいます。にもかかわらず笑う、という意味です。楽しかったり面白いことがあれば、放っておいても人は笑います。だから、腹が立っても敢えて笑うのです。にもかかわらず笑う、です。

泣くのもいいです。泣くというのは、笑うの対義語ではありません。笑うも泣くも〝出す〟ということ。感情を中に閉じ込めておかないで、外に吐き出すということですから、根っこは同じです。笑い声で出すか、泣き声で出すか。どちらも出すことには変わりありません。とにかく耐えたり、堪えることがダメなのです。ですから思い切り笑うことも、思い切り泣くことも両方素晴らしい。大変優れた浄化方法です。がんは涙に溶けます。大いに泣いて笑って出してください。

怒りの感情も閉じ込めてはいけません。腹が立ったら時には怒ればいいのです。ただ、いつもいつも怒りを爆発させていたら、それ自体がストレスになりますし、対人関係が悪化してしまいます。自然界や動物に対して本気で怒るケースは少ないでしょう。たいてい人は人に対して怒っていますから。そんな時こそ〝にもか笑い〟です。

●がんが嫌がる1日

それではおさらいです。以下は、五か条を実践した場合の1日です。

●起床は朝6時
●ウォーキングなどの運動（無酸素運動を取り入れるとベスト）
●朝食はファイトケミカルスープなど少量がおすすめ（1日断食および半日断食を実践する場合はなし）
●日中は仕事もしくは趣味などを生き生きと楽しく
●昼食は野菜を中心とした栄養バランスのとれたものを（1日断食を実践する場合はなし）
●夕食もやはり野菜を中心とした栄養バランスのとれたものを
●家族との団らんや趣味などでリラックス（たくさん笑いましょう！）
●HSP入浴法でしっかり加温&保温
●就寝前90分はブルーライト（全ての電子機器）を遮断
●就寝は夜10時

これが〝がんが嫌がる1日〟になります。がんの居場所をなくすのです。お気づきだと思いますが、これはがんはもちろん、あらゆる病気を消失させ、予防する生き方です。

そして重要なことは、この1日を毎日毎日繰り返す（習慣化する）ということです。この1日を習慣化するのに最低3か月はかかりますが、間違いなく効果が出始めます。規則正しい生活スタイルというのが、がん予防では最も重要なことです。明日からぜひ実践してみてください。

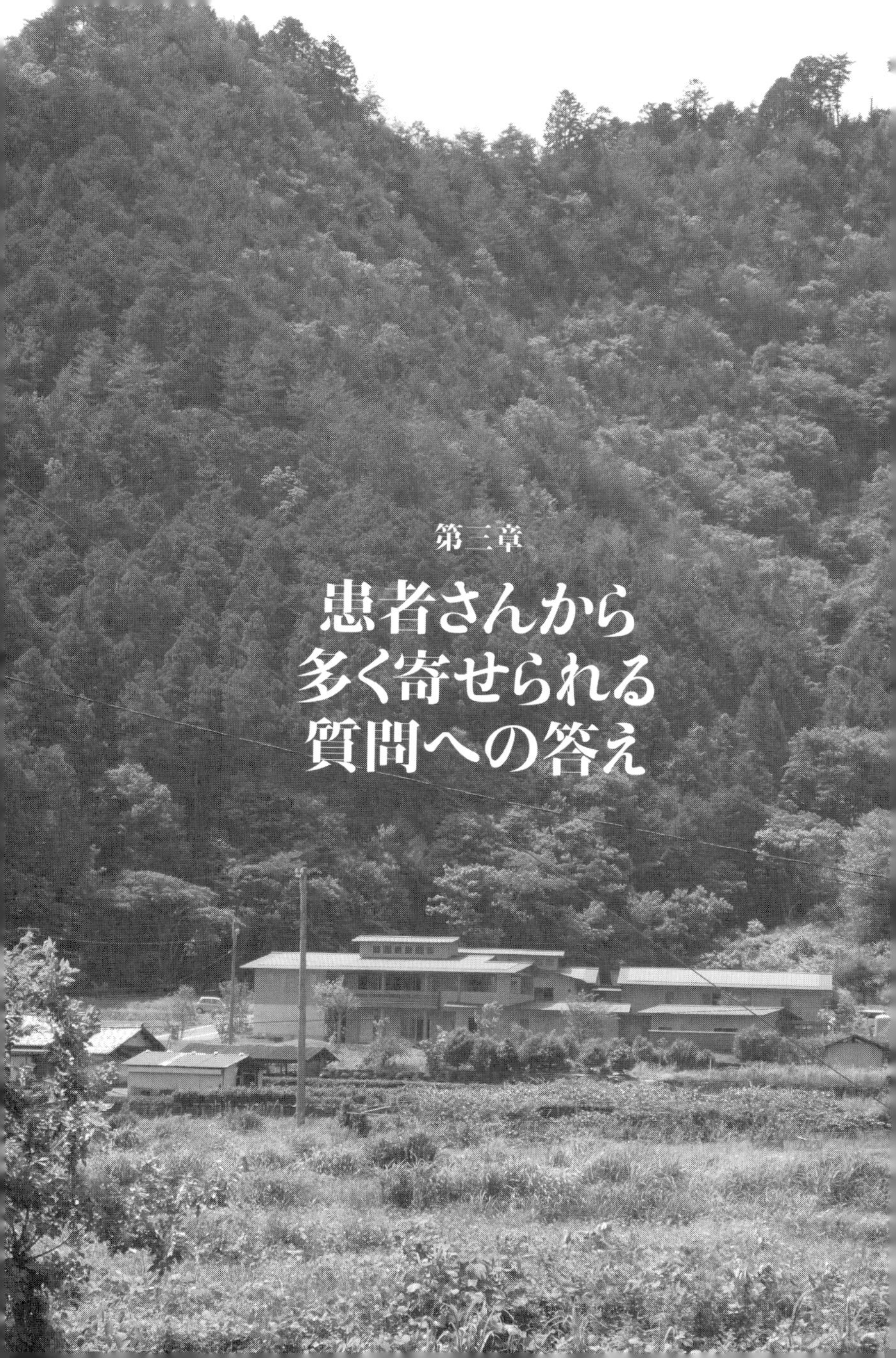

第三章

患者さんから
多く寄せられる
質問への答え

●なぜがんになるのですか？

ここでもう一度おさらいしましょう。

現在、西洋医学ではがんの原因は遺伝子であることがわかってきています。がん遺伝子とがん抑制遺伝子、それにDNA修復遺伝子などの働きの異常（遺伝子エラー）によって細胞ががん化することが判明しています。

遺伝子に傷がつき、修復されない場合に本来細胞は自滅（アポトーシス）するはずなのが、しない場合に不死化した細胞となる。その細胞をがん細胞というのです。

大きく成長したがん細胞を詳しく見ると、クローン（元は同じ1個の細胞）であることもわかっています。つまり傷ついて死すべき細胞が何らかの原因で死なない時にがん細胞になり、その1個のがん細胞が死なないために延々と分裂を繰り返し最終的に大きながん腫へと成長してゆくというわけです。

直径1㎝のがん腫は約10億の細胞からなると言います。がん細胞は、正常細胞と比較して大量のエネルギーを必要とするという性質があります。よって周囲の正常細胞の栄養分まで横取りします。そのため周囲の正常組織は栄養失調となり、疲弊して死んでゆくのです。この状態を癌悪液質と言います。加えてがん細胞は〝転移〟という成長手段を持っています。これによって体中にはびこり、栄養失調が進みます。こうして最終的に宿主である人体を死滅（餓死）させるのです。これががん成長のシナリオです。

つまり〝遺伝子エラーの積み重ね〟で、人はがんになるわけです。ということは、遺伝子エラーが発生しなければがんにならないという理屈なのですが、そういうわけにはいきません。遺伝子は機械ではありませんから、常にエラーを起こすのです。

現代、「2人に1人はがんになる」時代だと言われます。正確に言うと、これは間違いです。実は2人に2人ともが、いや100人に100人ともががんを毎日発生させていま す。それも、通常でも30秒に1個程度のがん細胞は発生していると言われています。すると1日2880個（2個／分×60分×24時間）のがん細胞が出現することになります。学説によっては1日に5000個～6000個発生するとも言われているのです。

つまり誰もが毎日がんを作っているわけですが、免疫細胞（リンパ球など）が都度都度がんを消してくれます。リンパ球は白血球に分類される免疫担当細胞ですが、がん細胞担当の立役者です。このリンパ球が頑張ってくれるから、がんにならないで済むのです。

しかし、現実には2人に1人はがんを消せません。なぜでしょうか？　それはリンパ球の働きを邪魔しているからです。

リンパ球の働きはホルモンと、交感神経と副交感神経からなる自律神経によってコントロールされています。そして、このホルモンと自律神経はその人の生活習慣に依存しているのです。つまり、

悪しき生活習慣がホルモンと自律神経の働きを乱してしまう（本人は悪いと思っていない）

←

ホルモンと自律神経の働きを乱してしまうからリンパ球の働きが邪魔されてしまう

←

リンパ球の働きが邪魔されてしまうから、その日にできたがん細胞をすべて消し切らない

←

この生活が習慣化しているので、毎日消し残しのがん細胞が増えてゆく

←

だからがんになる

というわけです。整理すると、元凶は悪しき生活習慣にあるのです。これが、〝がんは生活習慣病である〟といわれる所以です。

では悪しき生活習慣とはどういうものか？　第二章でもご説明してきましたね。

●睡眠不足習慣（睡眠負債）

リンパ球で特にがんを取り締まるのはＮＫ（Natural Killer ナチュラルキラー細胞）とＣＴＬ（Cytotoxic T-Lymphocyte　組織障害性リンパ球）です。その活性を図るために、まずは自律神経を活性化すること。リンパ球は副交感神経支配ですが、より活性化する方法は交感神経活性化とのメリハリある刺激です。副交感神経は夜間に活性化します。一方、交感神経は昼間に活性化するので、昼間ピンピン、夜はコロッと寝るのがリンパ球活性の第一です。

リンパ球が働くのは副交感神経優位の夜です。睡眠で身体を休ませてあげている間に、リンパ球が頑張ってくれます。良好な睡眠ほどがん細胞除去に有用なことはありません。しかし睡眠不足によってリンパ球が働く時間を確保できていないのが現代人です。

●間違った食生活習慣

我々の身体は何で出来ていますか？　言わずもがな、細胞です。その細胞は全て食事でできています。身体＝食事であり、細胞＝食事であり、リンパ球＝食事です。よいリンパ球を造る食事をする必要がありますが、現代人はそれができていないどころか〝がんが好む食事〟をしがちです。

●冷え冷え生活習慣

がん患者さんは体温の低い方が多いのですが、これはがんにとって居心地のいい環境だからです。がんは熱が苦手で、低体温を好みます。

●運動不足習慣

運動が不足した生活は、がんにとって居心地のよい環境づくりを手助けしてしまいます。がんは酸素を嫌いますが、がんを取り締まるリンパ球は酸素で動いています。つまり、有酸素運動で体内に酸素が多い環境は、リンパ球は元気になるのに、がんにはメリットが少ない。逆に運動が足りないと、がんの喜ぶ環境を作り出してしまうわけです。

●笑いのない生活習慣

笑いが免疫活性を上げることは第二章で説明したとおりです。後述しますが、がん患者さんは3G（我慢して頑張る頑固者）で真面目な人が多く、笑いが足りていません。

●タバコ、お酒

WHO（世界保健機関）はがんの誘発因子としてタバコが30％と報告しています。タバコは言うまでもなく悪習ですし、アルコールは少量であればリンパ球を活性化しますが、量が増えれば、特に肝臓がん、大腸がん、食道がんの引き金になります。

●感染症

胃がんにつながるピロリ菌。肝臓がんにつながるB型及びC型肝炎ウイルス。子宮頸がんの原因となるHPVなどがあります。

がんのできる仕組みと治る仕組み概要

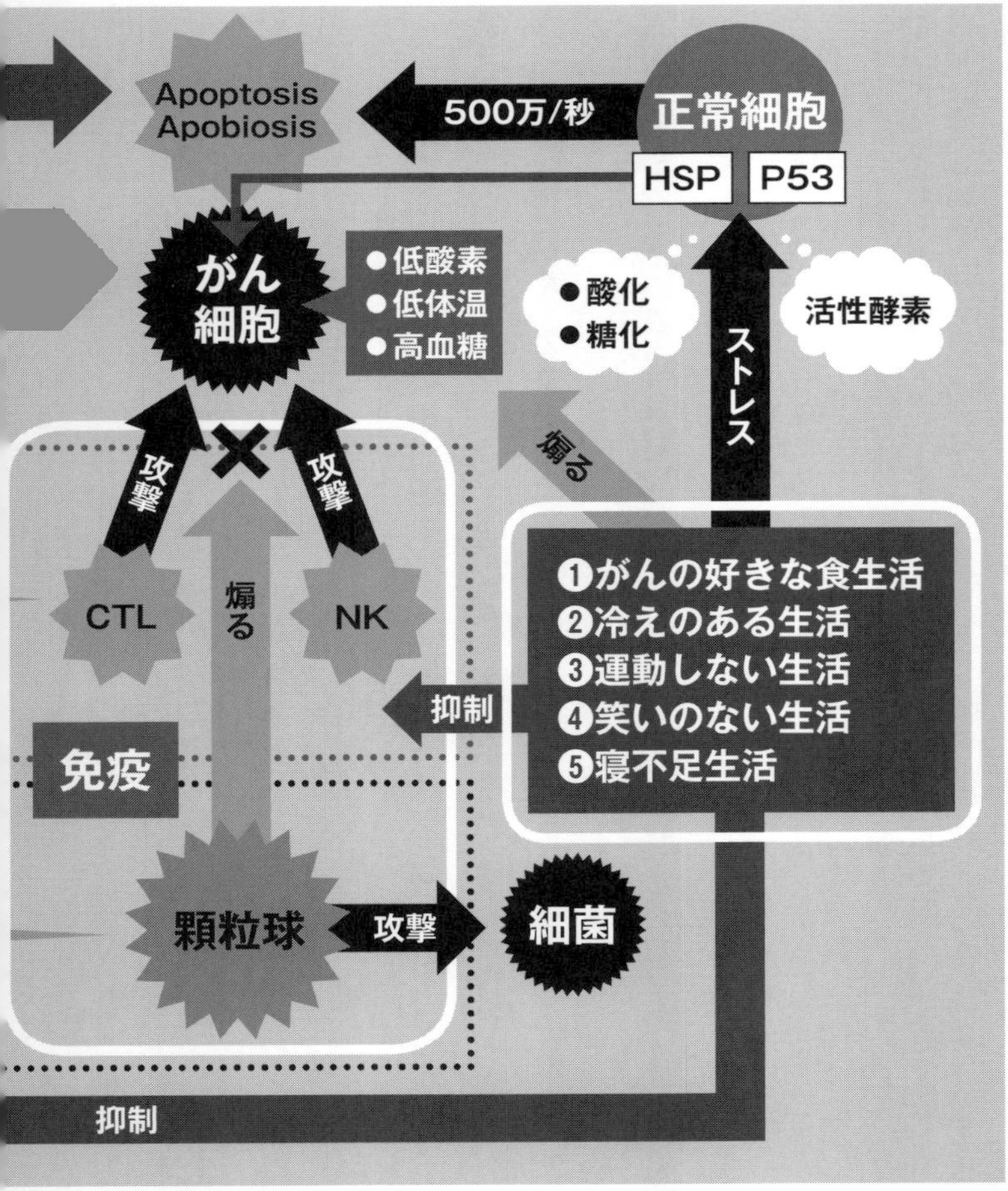

手術・放射線・抗がん剤はがん細胞を攻撃し効果を上げる一方、正常細胞や免疫系、神経系、精神的にもダメージを与える。多くの補完代替医療はこの本来の免疫系を強化するように働く。例えば安楽で良好な睡眠は副交感神経を活性化しリンパ球が活性化しがんを撃退する。

(故 安保教授講義を中心に筆者作図)

P53：がん抑制遺伝子の1つ、HSP：熱ショックタンパク、Apoptosis/Apobiosis：細胞死、
CTL：組織障害型リンパ球、NK：ナチュラルキラーリンパ球

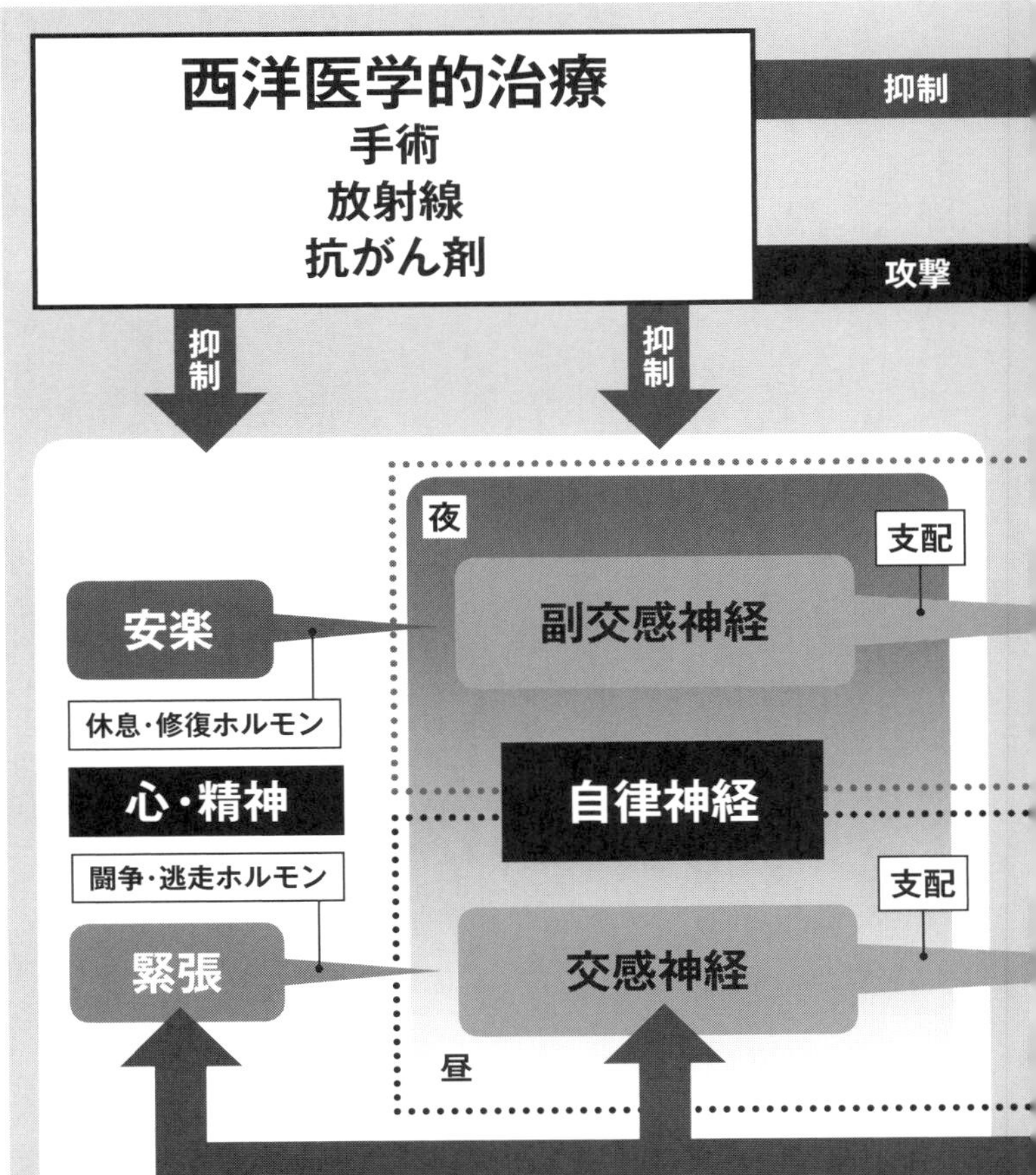

上図右上：がん細胞が発生する仕組み。できたがん細胞は❶〜❺の間違った生活習慣により、あおられ増大する。
左下の図は自然に持つがんを抑える免疫系の仕組み。より上位（図左）から精神—神経—免疫の流れで最終的
にがん細胞を攻撃する。間違った生活習慣はこの免疫系もブレーキをかける。左上は西洋医学的治療の位置づけ。

●がんの治る仕組みを教えてください

〝誰もが毎日作っているがん細胞を、免疫細胞（リンパ球）が都度都度消している〟ということを繰り返し説明してきましたね。だからがんにならないで済むのだと。にもかかわらず、がんになってしまうのはリンパ球の働きを邪魔する生き方をしているからです。だとすれば、もう一度本来の状態に戻すしかありません。すなわちリンパ球が生き生きと働いてくれる状態を取り戻すことで、がんの予防、再発・転移の防止になるわけです。リンパ球が喜ぶ状態は、がんが嫌う状態を意味します。逆も然りで、リンパ球が元気をなくす状態は、がんが生き生きする状態です。ですから、がんが嫌いなこと、嫌がることを実践すればいいのです。すなわち五か条です。

がんに克つ五か条

●がんに克つ寝技　ねわざ（睡眠）

最低6時間、理想は8時間です。特にがん患者さんは、10－6睡眠（夜10時に寝つき朝6時に起きる）を習慣化する必要があります。

●がんに克つ食技　たべわざ（食事）

がんが嫌う食事を毎日摂りましょう。極力無添加、無農薬、地場産で生産者の顔の見える旬の食材がよいですね。家庭菜園など自分で作ればなお最高です。昔ながらの日本食は素晴らしい。がんが好きな食べ物、嫌いな食べ物については第二章で詳しくご紹介しています。

●がんに克つ動技　うごきわざ（運動）

がんは低酸素を好みますので、有酸素運動をするとがんは嫌がります。また無酸素運動も有効です。がん細胞を取り締まるリンパ球はミトコンドリア優位で、無酸素運動で増える乳酸はこのミトコンドリアの栄養になることがわかっているのです。ただ、運動のし過ぎはかえって免疫を落とすのでご注意くださいね。

●がんに克つ温技　あたためわざ（加温）

がんを取り締まるリンパ球は体温が1℃上がると、活性が40％上がります。いかにして体温を上げるか。正しい方法については第二章をお読みください。

●がんに克つ笑技　わらいわざ（笑い）

笑いによって免疫活性をあげましょう。一番よいのは「ワッハッハ！」と腹の底から笑うこと。泣くのも結構です。面白いことや楽しいことがなくても、すごく腹が立った時でも、にもか笑い（にもかかわらず笑う）をしましょう。

※卒煙、卒酒

言うまでもありませんね。

※規則正しい生活

堅苦しい表現に聞こえますが、これはとても重要です。身体の全組織、全器官で規則正しく動いていない部分はどこもないからです。五か条を正しく毎日実践することが大事です。自然の法則や摂理に逆らわない生き方、暮らし方こそが身体を健やかに保ち、がんを遠ざけます。

※については、誰にでもあてはまる内容ではないため、条項からは除きましたが、該当する人は、条項同様に重要項目となります。

●船戸先生の治療方針を教えてください

身体は治るようになっているのだから、身体に任せる。これが私の治療方針の根幹です。天外伺朗さんは「無分別智医療」として表現されました。ここまで進化した現代医学ですら、身体の全能力からすれば氷山の一角以下であり（分別知）、まだまだ分別できていない慧智が身体には内在されています（無分別智）。具体的には以下のようなものです。

●手術によって切って取れるものは取る

……信頼できる文明の利器は使いましょう。切ることができると言われたことは恩寵です。既にできた腫瘍は自然治癒力の邪魔をしている可能性が高いからです。しかし、どうしても手術をしたくないという人もいらっしゃると思いますが、その決断については信念を尊重いたします。

●がんの種類、状態に応じて抗がん剤、その他の補完代替治療を適宜行う。

……抗がん剤治療については、白血病や悪性リンパ腫以外は慎重に対応しています。副作用を鑑みて、量を調整しています。抗がん剤の種類にもよりますが少量にすれば副作用は減る一方、効果も減ります。その減った部分を補完代替医療で補うという方法もあります。エビデンスは徐々に増えつつあります。

●がんの再発・転移を防止する『がんに克つ五か条』の指導

……がんを治す意味では何より大切なことです。でも、実はもっと大事なことがあります。がんを治すのは手段です。治って何がしたいのか？　治す目的の明確化が一番重要です。そんなお話も後述させていただきます。

●どんな人ががんになりやすいのですか？

●我慢して（Gaman）
●頑張る（Ganbaru）
●頑固者（Gankomono）

私はこれを頭文字をとって『3G』と呼んでいます。例えば二宮金次郎。昔、小学校の校庭に像がありましたよね。薪を背負って、スマホしながら、いや本を読みながら歩いている、あの像です。今はもう少なくなったのかな。

二宮金次郎（尊徳）は偉い人です。勤労（徳に報いるために働く）、分度（収入の範囲内で支出を定めること）、推譲（勤労、分度の成果を将来や人のために生かすこと）を説き、小田原藩をはじめ、窮状に陥った数々の村の財政立て直しを成功させました。

まさにまさに3Gの人です。3Gは日本人の美徳でもあります。「なにが悪いんだ？素晴らしいじゃないか」。そんな声が聞こえてきます。ええ、素晴らしいです。素晴らしいのですが、実は3Gの人こそがんになりやすいのです。

3Gの人は、やりたいことや楽しいことを後回しにして、クソ真面目に頑張ってしまうのです。自分の中に規範を作り、それを踏み外さないように生きていこうとする。「ああ、また道を逸れてしまった。これはよくない、こんなの私じゃない。元に戻さなきゃ。もっと頑張らなきゃ。もっと成長しなくちゃ」と。これががんを助長するエネルギーになるのです。

がんの原因は「私の性格が悪かったのではないか」とよく外来で聞かれます。違います。がんの原因は「悪」ではなく「無理」です。

ではなぜ無理するのか？　それは多くの場合、がんになる人が「お人好し」だからです。お人好しの人は、「何かお役にたちたい」と思う人が多く、その結果、何であれ我慢して頑張ります。そもそも我慢して頑張るときの心根は「もっと我慢しなくっちゃ」「もっと頑張らなくっちゃ」です。そう思う時点で既に我慢、頑張り過ぎていることに気が付くべきですね。

しかし現実的に、だれもが社会生活を営むためにはある程度の頑張りや我慢は仕方ないと思いますが、ここに「頑固」が加わると継続する力（習慣化）となり、身体的に一番弱いところ（平素無理をかけている臓器）にがんが生じることになります。この性格を3G（我慢して頑張る頑固者）と言いますが、本人は3Gだとは思っていません。多くの場合、それが「当たり前」だと思っています。思うというより意識にも上りません。「当たり前」は意識化しにくいという特徴があるのです。

順天堂大学医学部の小林教授は著書『無意識の力』の中で「われわれの行動の9割は無意識的だ」と述べておられるくらいですから。つまり、がんの原因は自分の無意識（当たり前）の中にあり、それを我慢して頑張る頑固者（3Gという）という性格が後押しして登場すると言えます。この性格は悪いわけではありません。しかし、がんになった原因を探るためには、まずそこに気が付くことが必要です。がんの原因の無意識に気が付き「これだ！」とわかったとき（意識化されたとき）には新しい生き方を始めましょう。それこそ今度はその3Gを使ってできるだけ離れるのです。離れれば離れるほどがんからも離れます。

窮屈な生き方は捨ててしまったほうがいいのです。私は捨てられなくて、がんになりました。がんは教えてくれました。

「あなた、そんなことばっかりやっていていいの？　このままではもう命の時間はない。今生はもうすぐ終わってしまうよ。時間ないけど、その生き方でいいの？」と。

だから私はやりたいことをやっていく、と決めて生きています。3Gのエネルギーをやりたいことをやる方向で使おうと決めているのです。

どんな人ががんになりやすいのか？　もうひとつは『がんに克つ五か条』から遠い生き方をしてきた人です。また、3Gの人は自分の生活を犠牲にしがちなので、『がんに克つ五か条』をおろそかにしている人も多そうです。

前章でもさんざん言いましたが、がんになる人は本当に睡眠が足りていない人が多い。私は外来で、初診の患者さんに必ず聞くのです。すると、ほとんどの方が平均睡眠時間が6時間以下なのです。充分な睡眠を取ってきたのにがんになった、という患者さんは、少ないですが、稀によく眠っているという方がいます。そういう方は、睡眠以外の理由が必ずあります。探ってみると、食の偏りです。『がんに克つ五か条』をずっと守る生き方をしてきたのにがんになった、という人に私は会ったことがありません。

●再発する人の特徴は?

がんが再発している人には2つのパターンがあります。

1つ目は、初発のがんになる前の生き方が全く変わっていない人。せっかくがんが登場して、生き方の転換を呼びかけてくれたのに、まったく生き方を変えなければ当然再発します。初発のエネルギーが消えていないのだから当然です。そもそも、これを再発と呼んでいいのか疑問ですが。

2つ目は、必要以上にがんを恐れる人です。再発に怯え続けている、つまり、しっかりがんを見続けているということです。また出るんじゃないか……また出るんじゃないか……そう怖がり続けるのです。根っこに死への恐怖があります。思考が遺伝子の働きに影響を与えることは科学的に証明されています。

そしてこの感情は、こんな風に変わっていきます。また出るんじゃないか……きっと出るに違いない……いや、出るに決まってる。

そんな感情になると夜も眠れず、食欲もなくなり、笑顔も消えます。『がんに克つ五か条』と正反対の生き方になっていく。身体は感情の言うことを聞きます。がんになると言い聞かせてしまうと、その方向へ身体が動いていくわけです。こんな愚かしいことはありません。

大丈夫、という言葉を連発している人もいけません。私は大丈夫！　だいじょうぶ！　ダイジョウブ！　と念仏のように唱え、常に自分に言い聞かせているのは不安や恐怖の裏返しなんですね。死んだらお終いと思っているからです。

あえて言います。大丈夫です。あなたも私もいずれ必ず死にますから。大丈夫と言い聞かせなくても、がんになろうがなるまいが、みなに平等に死は訪れます。そういう意味では安心してください。大丈夫です。あなた一人が死ぬのではないのです。みんな死ぬのです。

がんのことを考えている暇があったら、「がんが治ったらやりたいこと」を考えてください。夢中になって考えていたら、がんのあるなしはどうでもよくなります。本当にしたいことが見つかると、必ずワクワクしてきます。このワクワクが生きるエネルギーに変わります。そのエネルギーががんを抑えてくれるのです。

趣味に没頭しているような人は最高です。没頭している最中に死ぬことができれば尚更です。自分でも死んだことに気づかないほど没頭していた。そんな風に死ねるなら最高だと思いませんか？

登山家が山中で、漁師が海で遭難することがあります。ご家族のお気持ちを考えたら軽々しくは言えませんが、私が山男、海男だったとすれば、それほどの誉れはないと思いますね。ぜひそこで死にたい、と思うでしょう。

●サプリメントは効くのですか？

補完代替医療には様々なものがありますが、一般的にいえばもっとも患者さんが選択しているのはサプリメント療法だと思われます。35年以上、医師として生きてきた私の印象では、ダントツの1位ではないかと思います。

そもそもサプリメントは〝治す〟と謳ってはいけません。薬機法（旧・薬事法）違反になりますから。

かといって私はサプリメントの存在を全否定しているわけではありません。治療という次元では難しいのであって、予防でこそ効果を発揮する可能性があると思うのです。食事で摂りきれない栄養素を補完するものだからです。

農業はここ数十年の歴史の中で様変わりしました。近代化の名のもとに農薬が増え、農法も変わった結果、虫も食べないような、栄養価の低い野菜や果物がたくさん生まれてしまったのです。

百年前のりんごと現代のりんごを比べると、栄養価がすごく落ちてしまったという話があります。りんごに限らず、現在の市販の温室育ちの野菜や果物のほぼ全てで、程度の差こそあれ〝栄養価の落ち込み〟は懸念されています。

百年前のりんごは野ざらしでした。りんごが虫、細菌やカビといった外敵から自身を守るために作り出した成分（ファイトケミカル）こそが、がんに効くのです。しかし現代のりんごは温室や農薬を使い、過保護に育てられている。結果、りんごが自身を守ろうとする力が落ちているわけです。ピカピカで美しいのですが、ファイトケミカルが少なくなっているわけです。

サプリメントの存在意義はここにあると思うのです。ファイトケミカルを補充することで免疫力の上昇に一役買う。しかしそれは免疫力が少しずつ上がる手助けをしているのであって、飲んだらがんが消えるという魔法の代物ではありません。

本書では繰り返しお伝えしていることですが、がんを治すのは患者さん自身です。このサプリを飲んだら治る、という発想自体がそもそも間違っています。ですから「これを飲めば消える」という表現に近いような誇大広告を出すメーカーもよくない（そもそも違反）ですよね。

がん患者さんはみな、藁にもすがる思いなのです。プラシーボ効果もありますから、全てを否定するわけではありません。しかし、効果が薄いとわかっていて、あるいは証明できないにもかかわらず、高額で売りつけているとしたら。弱みにつけ込んでいるとすれば許せません。

日本ホリスティック医学協会名誉会長の帯津良一先生はサプリメントの良し悪しを「売っている人の人相で決める」とおっしゃっています。

私がサプリメントで患者さんから相談を受けた際に、気を付けているのは以下の3点です。

①高すぎないか。目安は一か月で一品目3万円以内
②3種類以上は飲まない（たくさん飲んだから治ったというエビデンスはない）
③販売する企業の雰囲気、販売者の人相がよいかどうか。患者さんが自分の直感を信じて「この会社、儲けしか考えてないなぁ」と感じたらダメ

多額をつぎ込んで、たくさんのサプリメントを摂っている患者さんがいます。私は全部

持ってきて頂いて、Oリングテストで序列をつけます。そして上位の3種類だけ選びます。選んだ3種類以外は、残っている分を飲み切った時点で中止です。

●早期検診は受けるべきですか?

早期検診を受けるべきか、受けないほうがいいか。患者さんにしろ医療関係者にしろ、意見が分かれるところです。

「がんの早期発見に繋がるんだから、やるべきに決まっている」という主張はもっともです。対して、「レントゲンもCTも被爆する」という意見にも、なるほどと思います。

私もよく患者さんから相談を受けます。

「船戸先生。検診受けたほうがいいと思う?」

そんな風に聞かれたら、私は決まってこう答えます。

「どうして受けるの?」

自分はなぜ検診を受けたいのか? をまず考えてほしいのです。極端な話ですが、

「私はこれだけできれば、もう本望。死んでもいいと思ってる。がん検診? そんなもの

受けてる時間がもったいない」

　という人を私は否定しません。

「でも怖くないの？　死んじゃったらどうするの？」

「怖くなんかないよ。やることやってるもん。今、幸せだから」

　むしろ、そんな風に答えられる人は素晴らしいとすら思えます。

「私は気に病んじゃうから受けたくない」

　という人のことも私は否定しませんし、

「自分の身体の力を信じてる。なったらなったで治せばいい」

　という主張も頷けます。

　一方で検診を受ける人のことも、もちろん私は否定しません。私自身が検診を受けることで腎臓がんが見つかったんですからね。ですから、検診を受ける際の被爆くらいはいいでしょう、と思っています。

「みんながやってるからやろう」ではなくて、検診も治療もなんでもそうですが、なぜ自分はそれをやるのか？　を考えることが大切だと思います。

検診を受ける人は年々増えています。しかし、そのことでがんに罹る人が減っているわけではありません。何よりも大切なことは、もっともっと自分の身体を信じることです。がんにかからない生活を送る。繰り返しになりますが、人間は自分で自分の身体を治す力を持っています。自分の身体を信じ、健やかに強く保つことです。

●漢方薬について教えてください

一本の川があります。真ん中に、川の流れを邪魔するような岩があります。この岩ががんだとします。

西洋医学の考えは「この岩を取り除こう」です。ハンマーやドリルを使って粉々に砕くわけです。

東洋医学の考え方は「川の流れ自体を強くしよう」です。水量を増やせば岩は削られて小さくなっていく、ついには流れていくということです。

これが、漢方がん治療についての私の理解です。

漢方薬は数千年に及ぶ、東洋人による人体実験の歴史そのものです。ある意味、研究室の動物実験よりもはるかに大きなエビデンスだと私は思います。

西洋医学の薬の中に、免疫力を上げる薬というのはありません。ビタミン剤も免疫力そのものを上げるのではなく補助しているだけです。漢方薬には免疫力を高める効果を持つものがあります。

何よりも副作用が少ないのがいいところです。ゼロではありませんが、西洋医学の薬と比べるとはるかに安全です。

漢方薬で目指すもの。それはがんを消すというより、がんを予防し、進行を遅らせ、そして全ての人間にいずれ訪れる死を、安楽なものにするために有効なものだと理解しています。

漢方薬だけではありません。鍼灸はがんはもちろん、がん以外の様々な病気や怪我による除痛に非常に有効です。

エネルギーワーク、インドの伝統医学・アーユルベーダ、近年話題の量子医学もがん治療に関する大きな可能性を秘めていると思います。

西洋医学と東洋医学の〝いいところどり〟でいいのです。どちらか一辺倒の原理主義ではなく、柔軟に双方のいいところを取り入れるべきだと考えています。

●緩和ケアとは何ですか?

がんによる痛みがあるとします。痛みの原因であるがんを取り除き、小さくしよう、というのは治療です。

対して、がんそのものではなく、種々の痛みや不都合を取り除こうとするのが緩和ケアです。〝症状緩和ケア〟と言い換えればわかりやすいかもしれません。

痛みには、4種類(肉体的痛み、精神的痛み、社会的痛み、スピリチュアルペイン)あると言われています。この4つの痛みの代表が、がん性疼痛だと言われているので、がんの緩和ケアはそれぞれに対応する必要があります。

肉体的痛み:西洋医学が最も得意とする分野になります。進行がんの7割は肉体的痛みがあると言われ、最終的には医療用麻薬を使って対応することも多いです。現在死因の３人に１人ががんで、最後の死に場所として６割以上の人が家で死にたいと希望しています。つまり医療用麻薬が使えるからこそ、最期を在宅で迎えられるとも言えます。

２０００年から導入された介護保険により、減少する介護力を保険がカバーしています。また、訪問診察や訪問看護などチーム医療も推進されています。こうした背景があって、〝最期に自宅で逝く〟ために、この医療用麻薬は大きく貢献していると言えます。

精神的痛み：恐怖心を抱くこと、死ぬことを受け入れてはいても、どういう最期の迎え方をすればいいか不安……そんな風に思うのは当然ですよね。人は過去に経験したことのないものに不安や恐怖を覚えます。死はその究極でしょう。不安や恐怖は実体がないものですから、共感して傾聴して共に居るしかない場合が多いです。

社会的痛み：会社や家庭、地区会やサークルなどでの立場の消失の辛さを指して言います。これは例えば、後任を明確にすることなどで対処することができます。

スピリチュアルペイン：日本語で霊的痛みとか魂の痛みとか訳されますが、私はこのまま使っています。なぜこんな病気になったのか？　なぜ自分なのか？　死んだらどうなる？　あの世はあるか？　人間が抱くこういった疑問に対処するため、宗教というものが存在するのだと思います。

がん末期は、この4つの痛みが同時に問われることから『トータルペイン』と言います。このそれぞれの痛みに対応するのが緩和ケアだと言えます。

私は、緩和ケアとホスピスは違うものだと考えています。

ホスピスというのは、欧米から入ってきた概念です。概念の中心にはホスピスマインド（もてなしの心）というものがあります。このマインドに基づいて行われるケアがホスピスケアです。

ホスピスマインドの根底にあるのはキリスト教です。私は信徒ではないので詳しくはありませんが、キリスト教の考え方では〝死は通過点〟だと言われていますよね。死の恐怖というスピリチュアルペインを、キリスト教という宗教によって緩和しているとも言えます。ですからホスピスに牧師（神父）さんがおられるのは至極当然で、それどころかその存在が安らぎになっているのだと思います。

一方、緩和ケアという響きにはこの宗教観を排除したイメージがあります。他国に比べれば、日本人はクリスチャンが多いわけではありません。しかし日本人のメンタリティの根底には多信教、八百万の神というものがあるため、キリスト教的な考え方も受け止める素地があります。だからこそホスピスも日本で受け入れられたのでしょう。

がん末期はスピリチュアルペインへの対処が問われますから、私は宗教観はとても大事だと思っています。全ての病院のスタッフがこういった宗教観に理解をもって診療に当たること、現代医学の病院でもありながらホスピスでもあるという形が理想ではないかと思っています。

私はクリニック開業以来、がん治療とともに在宅医療にも力を入れてきました。私がこれまで取り組んできた在宅ケアは、ホスピスの本来の在り方に沿っていると自負していま す。

この世に生まれ、生きて、そして周囲の人に継承したいことをちゃんと伝え、私の人生はこれでよかったと納得して旅立っていく。そんな人生のお手伝いをするのが、ホスピスマインドではなかろうかと考えます。

あらゆる手を尽くした結果、負けて死んでいく、というのが西洋医学の捉え方だとするならば、真逆の考え方と言えます。

私が往診していたお宅で、ある高齢の女性ががんのため在宅で亡くなられました。よほど慕われていたのか、たくさんのお孫さんが夜にもかかわらず枕元に集まっていたのです。死亡確認をした私は涙にくれるお孫さんに言いました。

「いずれ我々も逝かなければならない。おばあさんは最期までがんと正面から向き合ったんだ。その勇気は君たちに受け継がれているから、どうか誇りを持ってほしい」

2日後には火葬が決まっていました。

「あと2日でおばあちゃんは、お位牌という木に変わっちゃう。だからこれから2日間で、おばあちゃんの身体をさすって、おばあちゃんがこれまでしてくれたことを思い出して最期のお礼を言うんだよ。これは先生が勝手に思ってることだけど、おばあちゃんはこれからきっと、魂という形で君たちのそばにいてくれるから。見えないけどきっといる。困った時は〝おばあちゃん〟と呼べば、いつでも来てくれるから。自由自在な応援団になってくれるよ。そして、困ったことがあったら、おばあちゃんだったらどうするかな？　どうしたらおばあちゃんが喜ぶかな？　って考えて、何をするかを決めたらいいよ」

お節介ながら、こんな話をさせてもらいました。在宅だからこそ、こんな話をゆっくりできるのです。

このお宅では、お嫁さんがとても頑張っておばあちゃんのケアをされていました。このお宅ではないですが、在宅では色んな親戚がいるもので、「なんでもっと早く知らせてくれなかったんだ！　もっと早く知らせてくれたら、死に目に会えたのに！」とか「なんで点滴くらいしてあげなかったんだ！」なんて文句を言う人がいるものです。特に縁遠くなっている身近な親戚に多い。きっと自分の辛さをあてつけているのだろうと思いますが、よく頑張ったお嫁さんに文句が向くこともあります。そういう場合は、私は親族たちの前で、

「私から見ても、本当にこのお嫁さんはよく頑張っていらっしゃいました。この人がいたから在宅で最期まで見ることができたんですよ。お嫁さん、ご苦労様でした」

そんな風に褒めちぎります。お節介かもしれませんが、お嫁さんの名誉を回復し、これ

からの立場を少しでもよくしてさしあげたいからです。

在宅医療というのは、家族の構図や親族の関係性が見えるのです。第三者だからこそ冷静に見えるものがあります。

医療者は当事者が亡くなられた後の、新しいその家族の形を想像して、亡くなられるその人がどうあって欲しいかを考えながら関わる必要性があると思っています。本当にお節介ですが。

●医学的エビデンスとは信用できるものですか？

例えばAというがん患者さんがいます。この方が手術をした場合としなかった場合では、どちらがより延命効果があったか。この検証は不可能です。Aさんの手術をした場合と、しなかった場合のデータを取ることができないからです。抗がん剤も放射線治療も、そしてあらゆる補完代替医療も、がんに限らず、あらゆる病気もそうです。

ですから比較検討というのは、がんの種類、性別、年齢、体格などが似ている人を比べるしかありません。しかし一人として同じ人間はいないわけですから、正確なデータはとりようがありません。

ですからエビデンスは、盲信するのではなく、あくまで目安として捉えてください。〝データを根拠にした正しさの指標〟という意味では信頼できますが、最終的にそれを選ぶかどうするかは患者さん個人の自由のはずです。

西洋医学は数値化の医学です。しかし数値化には限界がある。それが西洋医学の限界とも言えます。

西洋医学を否定するわけではありません。むしろ有効な西洋医学は利用すべきです。その上であえて言いますが、一人ひとりの効果的アプローチ法を測るには西洋医学だけでは足りません。あらゆる学問や視点を総動員した方がいい。

アーユルベーダ、漢方薬、鍼灸、エネルギーワーク、ボディワーク、ホメオパシー、呪術、祈りなど、人体には様々な可能性、アプローチ方法があります。一般的にこれらは副作用が少ないですね。エビデンスがないのではなく、証明する手段をわれわれが開発できていないだけなのかもしれません。

漢方を西洋医学的エビデンスで評価することは難しいですよね。漢方の診療方法は、個人個人の体質（証）を診て合わせるものです。あなたに似た人のデータ（数値化）から得られた正常値と比較する、という西洋医学的診療方法とは違います。個別にみる漢方は、そもそも比較をしないので、数値化の必要がないんですね。

しかしなぜいまだに使われているか。中国数千年という経験（人体実験）という統計上の歴史があるからです。逆にこれこそがエビデンスだとも言えます。

ストレスががんをはじめ、あらゆる病気の原因となるように、愛情や喜びというものが病気を治すことは事実です。しかし心や愛情は今の科学では数値化できません。そういった心理的な要素が、病気を治すのに驚くほどの効果を上げているとしても、数値化できないという理由で軽視、もしくは無視されてしまう。だからといって数値化できるもの、すなわちエビデンスがあるものだけであらゆることを判断するのは非常に危険だと思います。

研究者も医師も、末期がんが消えた人たちについてもっと研究すべきだと思います。しかしそこを追求し始めると、結果的に抗がん剤メーカーなど製薬企業が儲からなくなってしまうという〝不都合な真実〟も出てくる……確かに経済は大切ですが、いったい何のための、誰のための経済なのか。その序列をしっかり認識することが重要だとは思いますが、この話はまた別の種類の議論になってくるので、このあたりで止めておきます。

がんが治らなかったら、私死ぬんですよね？

がんが治らなかったら死にます。でも、がんが治ってもいずれ死にます。あなたも私もみんな同じ。人間の死亡率は１００％です。あるのは順番だけです。

私もそうでしたが、がんと告知されて治療が始まると、多くの人は不安と恐怖に苛まれ孤独になりがちです。今まで他人事だった〝死〟が突然一人称で目の前に突き付けられれば当然かもしれません。自分以外は〝生きる人〟で、自分一人が〝死ぬ人〟という錯覚におちいりがちです。

しかし正しくは、すべからく私たち全員が〝死に逝く存在〟です。今現在、みなさんの周囲にいる人たちに30年から50年を足してみてください。きっとあなたにとっての大切な人の多くは〝あの世グループ〟に入っていませんか？

生あるものは宿命として死に至り、あるのは順番だけなのです。加えてこの順番は重要です。長生きをしたいと言いますが、間違っても、皆さんの子供さんやお孫さんよりは先に逝かれることをお勧めします。

しかし患者さんはみな「がんを治す！」ということを至上命題にして、私のもとへいらっしゃいます。

気持ちはわかりますが、あえて言います。治すことを至上命題にしてしまっていいのでしょうか？　私は違うと思うのです。

今生、あなたが生まれてきた意味。あなたはきっとやりたいことがあったはずです。でもそれが今までにできていないから、身体が「今の生き方ではもう時間がないよ」とメッセージを出した。それががんだと思うのです。

寿命が尽きるまでにやりたいことは何なのか？　それを遂げるために生まれてきたのではないのか？　がんになるために生まれてきたんじゃない。がんを治すために生きているんじゃない。やりたいことをやるために、がんはないほうが都合がいい。だからがんを除く努力をしよう。がんがあってもできることであれば、治しながらやっていけばいい。そう思うのです。

やりたいことがない。考えたこともない。そういう人もたくさんいらっしゃるかもしれません。でもそれは、やりたいことがないのではなく、がんを治すことしか考えていないからではないでしょうか。がん治療のことだけに気を取られてしまっていると思うのです。

人生の目的の是否を自分に問う方法があります。今現在、関心や興味を持っていることを書き出してみます。

例えば「最先端のがん治療」「抗がんサプリの服用」「会社の経営」「家族団らん」「楽しい人生」「遺言」などなど。

次に、これらの言葉の後に「私はそのために生きている」または「私はそのために生まれてきた」と言ってみるのです。それがしっくり来れば、それはあなたの人生の目的の一つであることは間違いありません。

いかがでしょうか。「最先端のがん治療、私はそれを受けるために生きている」。これはしっくりきますか？「楽しい人生、私はそのために生まれてきた」。これはいかがでしょうか？

がん患者さんはよく、生きるか死ぬかという選択をします。しかし、考えてみればこれはおかしな選択です。人間は100%絶対に死ぬのですから、生きるか死ぬかではなく、どう生きるかという選択しかないはずです。

死なないために生きているわけじゃない。楽しむために生きている。やりたいことがあるから生きているのです。

私はがんを経験したことで、自分の人生における優先順位が整理できた気がします。多かれ少なかれ、人生は有限です。限られた時間の中で、すべてをやることは難しい。だったら一番やりたいことから順にやっていくべきだと考えるようになりました。

ちょっと宗教っぽい言い回しになってしまいますが、生まれてきたことには必ず意味があると私は思っています。あなたの存在には意味がある。失敗や成功ではなく、意味があるだけだと。

失敗はメッセージを発しているのだし、成功して満足してしまったらそこで終わりです。「死んでたまるか。まだやりたいことがあるんだ。だから、がんの言い分を聴いて反省し、生活習慣を変え、生き方を変えよう」。そう思えた人は、その熱い思いでやりたいことに没頭します。がんがあろうがなかろうが、没頭するのです。くよくよしている時間はないのです。

本来の本当に自分のしたいことに気が付き、生き生きし始めた人には、神様から時間が与えられます。がんが自然に消えていくのです。これは、私が向きあってきた患者さんに起こっている事実です。

●余命宣告は当たりますか?

信じなければ当たりません。

エビデンスと同じく、余命宣告や生存率のデータを信じてしまうのはいかがなものかと思います。そうでなければ、データ的にはとっくに死んでいるはずなのに、というステージ4から回復して元気になっている方たちの説明がつきませんからね（笑）。

科学至上主義の患者さんは「余命は1年です」と告げられると、本当に1年で亡くなってしまうことがあります。1年という期間が科学的に正しいからではなく、1年という数字を真面目に信じたから、かもしれません。

「それは数字の上での推察でしょ！　人間は可能性を持ってるんだ！　負けるもんか！」という風に、医師の余命宣告を越えていく方もたくさんおられます。こういう方々は「あてにならない余命宣告なんか信じるもんか」と科学至上主義の医師のもとを離れていきます。

患者さんが治療途中で離れていってしまうと、当然ながらデータのカウントはできなくなります。余命1年の宣告を受けた人が、10年後も笑って暮らしていても、生存率のデータに加算はされません。

例えばAさんという患者さんがいるとします。余命1年を告知されて、B医師のもとを離れ、他の病院を頼ったとします。

20年後。B医師は風の噂で聞くのです。「Aさん、今もお元気みたいですよ」と。B医師は、どんな気持ちでしょう。余命1年を告げた患者が、自分のもとを離れていって20年後も元気に生きていることを知ったら。B医師は「こんな素晴らしい症例があるんですよ!」と他のがん患者さんに伝えるでしょうか。おそらく黙殺すると思います。

●五か条だけでがんが消えるんですか?

私は、がんに克つ寝技、食技、動技、温技、笑技の五か条が非常に重要だと繰り返しお伝えしていますね。では、実例を挙げましょう。五か条を実践したことで余命宣告を大きく越えていったIさん（男性　当時73歳）のお話です。

きっとこの事例を聞かれた医師は「何かの間違いでしょう……」と言われるでしょう。私もそう思いましたから。しかし、このIさんのような治る力、自然治癒力を実は誰もが持っています。がんとは自然治癒力を邪魔した結果の一つに過ぎず、その邪魔をしたのが、あなたの今までの生き方なのです。ですからその真実に気が付き、勇気をもって生き方を転換すれば〝がんは消えるしかない〟ということなのです。

157ページの写真をご覧ください。画像上では、肝臓は転移により腫大し、ほぼ9割をがん細胞が占めています。腹部動脈周囲のリンパ節の腫大あり。腹水あり。胃がんの肝転移、リンパ節転移、がん性腹膜炎が考えられました。

しかし幸い痛み（がん性疼痛）は訴えられず、食事も手術（胃空腸吻合術のみ）のおかげで、少量ながら食べられる状態でした。腹部触診では、思いのほか圧痛や肝臓の硬化、腫大はみられませんでしたが、両下肢の浮腫みは比較的高度で、私には正直、某市民病院の医師が宣告した〝無治療で余命3か月〟ではなく、このままでは1か月もつかどうかかと思われました。

初診時。私は点滴中のIさんから離れ、同行された奥様に廊下で言いました。

「あまりよい状況ではありません。かなり進行した病状です。3か月は厳しいかもしれません。今のうちにできる事をして頂くことが大事ですね」

「主人はこれからどうなっていくのでしょうか？」

「やはり食べることがますます難しくなる人が多いです。お腹も腫れて、痛みも今はないですが、これから出てくる可能性もあります。がんの場所から考えて黄疸も出てくるかもしれません。足の浮腫みも低栄養によるものだと思いますので、ちょっと改善は困難かもしれません。がんは点滴のカロリーを栄養とするので、高カロリーなどはお勧めできません。腹水や足の浮腫みも強くなる可能性がありますから。いずれにしても、あまり時間はないと思います。やり残し、思い残しがないようにすることが重要だと思います」

初診以降、体調をみながら週1～2回の点滴を外来にて行うことになりました。栄養剤やビタミンに加えて、循環状態が低下していたので若干のステロイドも使いました。

生活習慣の転換→事例紹介Iさん（73歳）❶

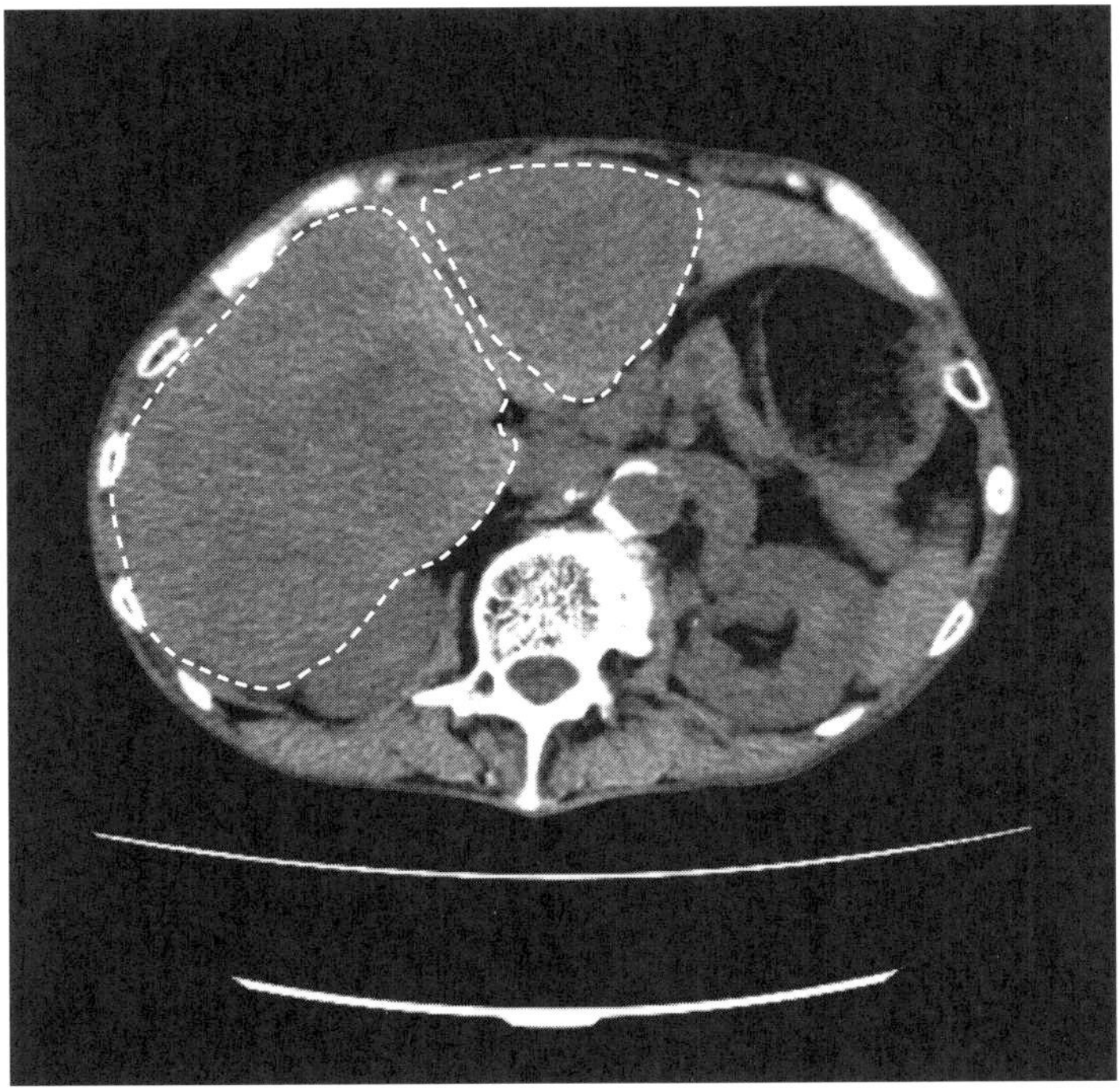

腹部CT
肝臓のほぼ9割はがんで占められている

この初診の日から、Ｉさんには一つの心の変化が起こっていました。しかし、そのことを知ったのは実は4か月後になります。

毎週来院されては診察と点滴を受けるという通院生活が始まったわけですが、悪くなってゆくのではないかという奥様の不安とは裏腹に、Ｉさんはますます笑顔になって「先生、点滴を始めてから元気なったわ」と上機嫌でした。私は、「よかったね～」とお話しするものの、ことのほかステロイドが効いているのか？ と思っていました。まぁ何であれ、お元気なことはありがたいことです。

しかし、月が過ぎるごとに毎回ご一緒される奥様から、Ｉさんがいない場所でこう聞かれるようになりました。

「先生、主人は一体いつから悪くなるんでしょうか？」

私は返答に困りました。私の30年を超える臨床の経験からも、ここまで病状が進んだ人が改善することは正直考えられないことでした。私は奥様に、

「いや～これからでしょう……」

とお伝えすることが精一杯でした。奥様としても今か今かと思うと不安だったのだと思います。

ところが、です。Iさんは以前よりもよく食べ、ますます顔の艶もよくなり、元気になっていかれました。余命宣告の3か月が過ぎ4か月目に入る頃、Iさんは笑顔で言いました。

「先生、体重が8kg増えた！」

「え……」

絶句する私に、奥様からもIさんがいない場所で質問されました。

「主人はいつ死ぬんですか？」

私はまたしても言葉を失いました。なにせIさんはご本人の「無治療でいい」という意志通り、栄養剤とビタミン、若干のステロイドという内容の点滴以外、無治療なのです。抗がん剤はもちろん、当院での補完代替医療（CAM）も一切行っていないのです。なぜこんなことが起きているんだ？　私は思わずIさんに訊ねました。

「ねぇ、Iさん。自宅で何かやっとるの？」

「何って、先生が言った通り、五か条守って、生活習慣を改善してるんだよぉ」

「それだけ？」

「それだけって、他に何ができるんだよ！　ハハハ」

そして実施した腹部CTの結果が、161ページの写真のとおりです。4か月前と比較して肝臓腫瘍のほぼ9割は消失！　他のスライスでは、腹水も消失し、腫大した腹部リンパ節も消失していたのです！　私は開いた口がふさがりませんでした。

Iさんは生活習慣をどう変えたのか？　すなわち、どんな技を使ったのかを整理してみます。

【寝技】

初診以前は平均でも8時間は寝ていた。しかし初診以後は、毎日10時間は眠り、しかも「よく眠れる」という。

【食技】

以前は肉食中心で野菜はあまり摂っていなかった。初診以後は肉を断ち、野菜を積極的に摂るように心がけた。

生活習慣の転換→事例紹介Iさん（73歳）❷

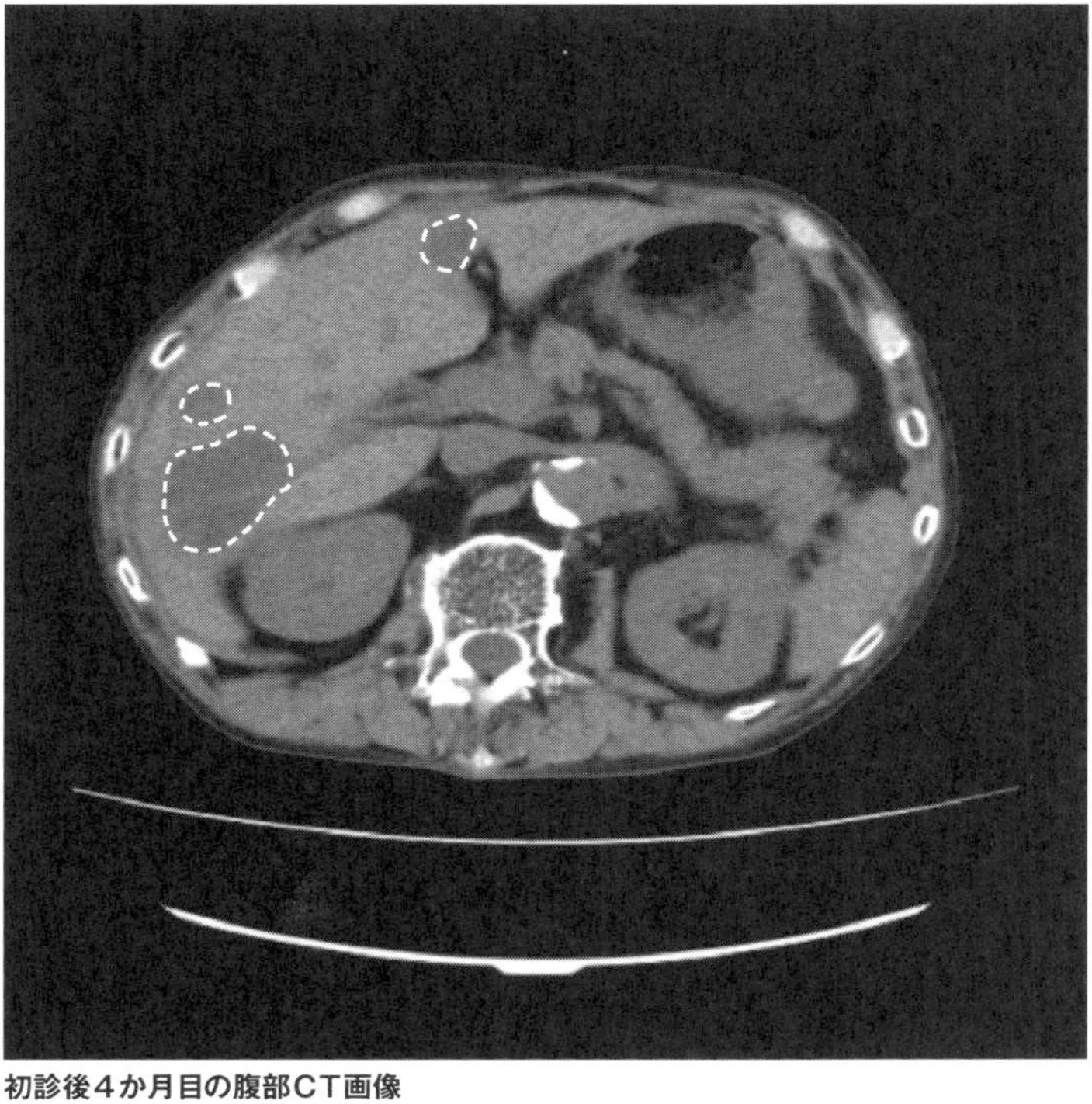

初診後４か月目の腹部ＣＴ画像
肝臓の腫瘍の約９割は消失し、他のスライスでは腫れや腹部リンパ節腫大も消失していた

【温技】
以前はあまり加温への関心はなかったが、初診後は積極的に加温を意識した入浴法を実施。また平素から身体を冷やさないように心がけた。

【動技】
以前はほとんど運動しなかった。初診後は毎日最低30分歩くことを習慣にした。

【笑技】
以前からよく笑う方だったが、初診後は意識してより笑うことを心がけた。

右記の五か条実践に加え、Ｉさんは悪しき習慣を改めました。タバコ毎日40本を50年。お酒は日本酒を週に2升を50年ほど続けてきたのですが、初診後は一切を断ったのです。

なぜこんなことが起きたのか。Ｉさんが五か条を守ったことはもちろん、もっとも大きかったのはＩさんの心が大きく変わったことだと思います。

そして心が大きく変わるには、三段階のプロセスがあったのではないか、と私は考察するのです。Ｉさんは長期にわたる酒やタバコなどの生活習慣で、どこかに健康被害がでても不思議ではないという問題意識は持ちながらも、まあ大丈夫かと猶予感覚を持っておられたと思います。その上で、

〈第1段階〉がんの宣告

それまで大病をしたことがないとはいえ、Ｉさんはがん宣告に対して、心のどこかで、「やっぱりという思いがあった」と言います。つまり〝ついに来るものが来た〟と、がんに対する受け入れがすんなりできた。このことは、この後の流れをスムーズにしたと思われます。

〈第2段階〉末期の宣告

加えて「余命は何もしなかったら3か月、抗がん剤をすれば6ヶ月～1年」という末期の宣告です。Ｉさんは「死線を見た」と言われました。しかし、この時に同時に「まだ死ねない、とも思った」と言います。ただし、何かやり残した仕事があるのではなく、正直

な心情の発露だったようです。重要なことは、がんを末期状態（死線）とともに素直に受け入れ、加えて「死ねない」と決意したことでしょう。

〈第3段階〉決意の強化

Iさんは「初診の時、先生、〝大したことない〟って言ったんだよ」と言いました。私自身にはそんなことを言った記憶はありませんし、言うはずがありません。なにせ無治療なら3か月どころか1か月もつだろうか、と思っていたくらいなんですから……。しかしIさんは「大したことないなら治る」と思って「心を入れ替えた」のです。

私は本当にそんなことを言ったのだろうか。記憶を辿ると「大したことはない」という言葉は、言った可能性があることに気づきました。初診時、画像所見でかなりの進行具合だと思った私は、Iさんにベッドに横になってもらい、腹部の触診をしました。この時に（思ったよりも腫瘍が触れないなぁ）と思ったのです。多分この時に、つい口から「ああ……大したことないな……」と言葉として漏れた可能性があるのです。もちろん私は〝画像所見のわりに〟大したことはないと思ったのですが、呟きだけを耳にしたIさんは、自分の病態が「大したことない」と言われたのかと勘違いしたのだと思います。これはなんともうれしい誤解です。

しかしどうあれ、Ｉさんはこの言葉を聞いて「まだ死ねない」という決意が「これなら治る」という確信へと変わったのでしょう。この心の変化が生活習慣転換の原動力となり、五か条の実践が免疫力を取り戻したのだと思います。

身体は治るようになっているということなのです。Ｉさんの場合、そこに必要以上の息みや努力は見出せません。もしあるとすれば、今までの生き方に流されない（タバコを吸いたい、お酒を飲みたいなどの）心を手に入れ、新しい生き方に努めた（五か条と卒煙卒酒）結果と言えます。

しかし死にたくない私たちには多くの場合、ここに不安が生じます。命がかかると恐怖が生じます。本当にこれだけでよいの？　これで治るの？　何かよい薬は？　よい先生は？　もっとよい治療法があるんじゃないの？　もっともっともっと！　と、自分以外のものに治す（治してくれる）ツールを求めがちです。

「死にたくない！」という恐怖は生への強い執着を生み、そして執着が執着を呼び、いつしか治すために必死となり、気が付くと〝がんを治すための人生〟となってゆくのです。

心情はわかりますが、この生き方は決定的に間違っています。

もしもあなたががん患者だったとしたら、胸に手を当てて考えてみてください。あなたはがんを治すために生まれてきたのでしょうか？　がん治療があなたの人生なのでしょうか？

本当にしたいことがある。そのためにはがんの状態では不都合がある。だからがんを治す。つまり、がん治療は納得できる人生を送るための手段の一つでしかないのです。

Ｉさんはきっぱりと余命宣告を受け入れ、そのうえで治すと決意して、ただ愚直に自分の生き方のみを見直し修正しました。きっと不安もあったでしょうが、それは〝にもかかわらず笑う〟で吹っ切ったのです。

私はここにＩさんの本当の強さを見ます。結果は保証されていません。「やっぱり駄目だったね」と言われる結果になったとしても「それでよし。自分はできるだけ精一杯生きた。やるだけやったんだ」と思えるほどに胸を張り、治ることに執着せず、五か条を愚直に実践した。だからこそ、４か月後に奇蹟を起こせたのだと思うのです。

第四章

医師の本音
医師の罪
医師の選び方

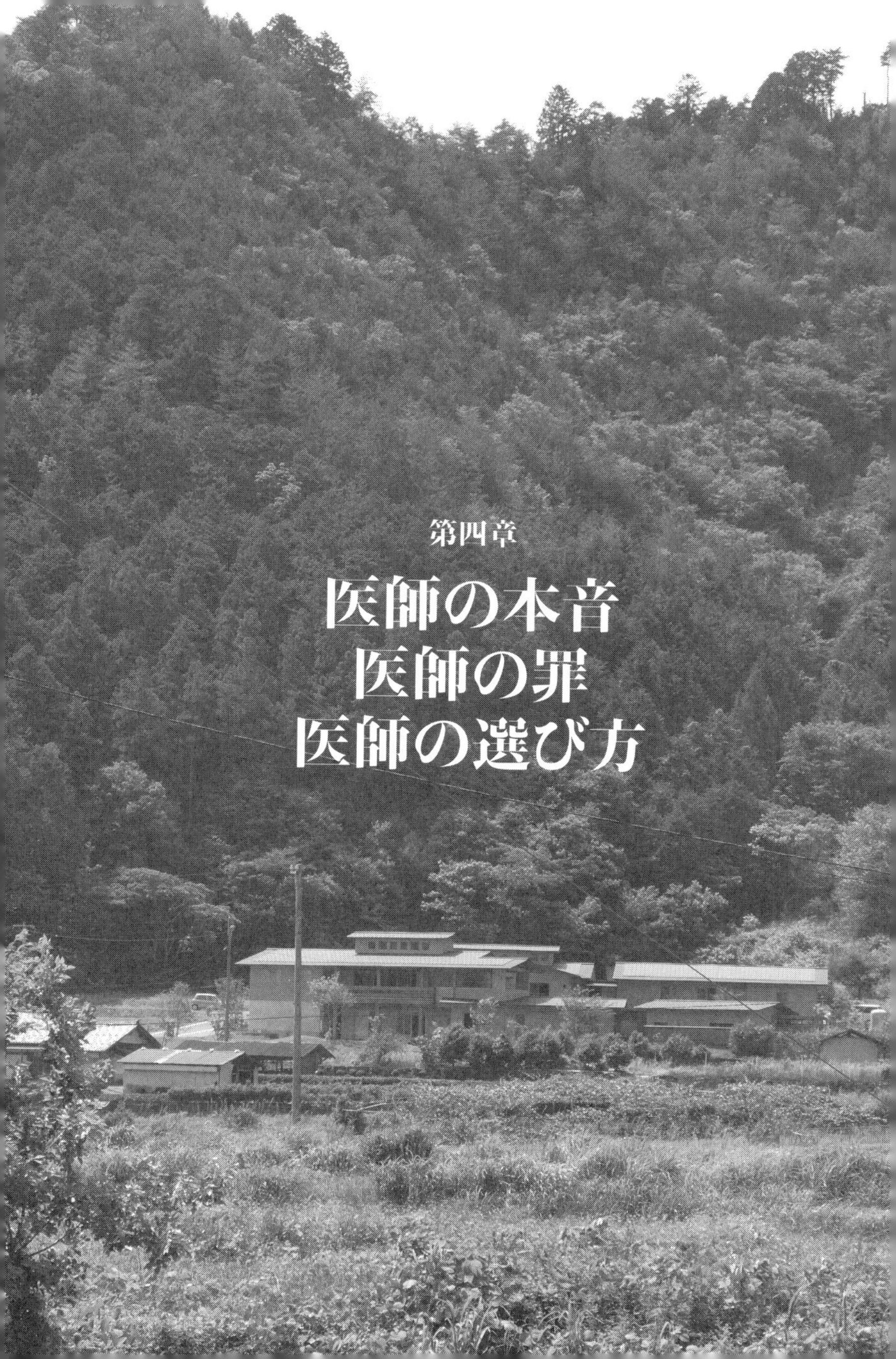

●医師の信念に巻き込まれてはいけない

治らない、と思っている医師のもとでがんは治りません。治るわけがないのです。

西洋医学だけを学び、それだけを盲信している医師の多くは、ステージ4の患者さんに「治らない」というレッテルを貼ります。そう学んできたからです。でも実際にはステージ4を克服し、元気になられた方が大勢いらっしゃいます。「ステージ4は治らない」という医師のレッテルは信じてはいけません。

「命はそんなにやわじゃない」と訴えて、がん患者さんに希望を与える活動をしているシンガーソングライターの杉浦貴之さんは、稀な腎臓のがんになり、「あなたの病気で二年生きていた方はゼロです」と医師から告げられました。その後20年たった現在もお元気でライブを通してがん患者を励ますイベントを全国で開催しています。素晴らしい活動だと私は評価しています。

医学者は科学者です。100%科学に基づいて意見を述べます。つまり医学者にとっての信念はデータであったり、エビデンスであったりするわけです。常に正しさを求めています。

一方、医者は医学者とは違います。データやエビデンスはもちろん重視しますが、最も重要なことはまず患者さんとよくコミュニケーションを取り、その人の価値観をできるだけ理解したうえで、自分の臨床経験や培ってきた勘や思想などもすべて含めて、治療方針を考えるわけです。そうして総合的に「この患者さんにとっては、これが一番いい方法だと私は信じている」という結論を出します。これが医者の信念です。つまり、医師それぞれの価値観なわけです。

しかし、この価値観を「だから、この治療にしなさい」と押し付ける医師がいますが、これはいけません。全く大きなお世話なのです。どんな治療をするかを決めるのは患者さん本人です。医師は助言をし、サポートをする立場に過ぎません。

科学と価値観を混同している医師が多いと感じます。なぜなら、彼らが信じている科学は、がんにおいては部分的なデータの正しさだけであり、それはステージ4のがんが「治る」事実について全く説明できないものだからです。であれば、それは単なる価値観に過ぎないでしょう。ですから、医師本人の価値観を患者さんに押し付けるのはおかしな話です。科学には正解があっても価値観に正解はないからです。

だから患者さんは、医師の信念に惑わされてはいけません。もっとも、その医師の言っていることがしっくりと納得できれば問題ありません。医師も悪気はないでしょうから。しかし『なんか違うなぁ』と思ったら、その医師のもとを離れればいいのです。「この人の言うことは納得できる」という医師を探して選べばいいのです。

くれぐれも、治療方針を決めるのは患者さん本人です。ある医師からいいことを聞いたと思えば、それを取り入れればいい。違うと思えば拒否していいのです。

●医師が人を殺すとき

空腹時に、目を閉じて、梅干を口中に頬張っている想像をすると唾液があふれてきます。実際に食べていないのに唾液が出る。イメージで肉体が反応するわかりやすい例です。イメージが自律神経に作用して反応が起こるのです。

免疫細胞は自律神経によって動きます。副交感神経優位によってリンパ球が働いてがんを抑えます。

不安や恐怖感、孤独感は交感神経を刺激します。戦うか逃げるか。闘争・逃走反応が起きます。すると顆粒球が増える。顆粒球はがん細胞をあおります。リンパ球は自律神経に支配されていますから、がんも自律神経に支配されているといってよいでしょう。そして、その自律神経はイメージに大きく影響を受けるということは明白な事実です。

エピジェネティクスという言葉を御存知でしょうか？　人間の意識やその環境が、細胞や遺伝子の働きに影響を与えるという事実は、世界最先端の細胞生物学上では証明されているのです。

どんな治療を行っても、どんなに生活習慣を改めても「こんなものは効果がないに決まってる」「こんなことをしても何も変わらない」「どうせまた再発する」という思考におちいると、本当に効くものも効かなくなってしまうのです。

逆にほとんど効果が見込めないような、あるサプリメントがあったとします。しかし、信頼を寄せる人から「このサプリメントで私のがんは消えたんだよ！　飲んでみて！」と言ってそれを手渡されたら、本当に元気が出る。ことによっては本当にがんが縮小するのです。プラシーボ効果というのはバカにできない。良くも悪くも人間の思い込みの力、イメージの力はそれほどまでに強力なものなのです。

多くの医師たちは、がんに多大なる影響を及ぼす思考の力をないがしろにしています。自分たちが話す一言一言が、どれだけ患者さんを勇気づけ、あるいは傷つけるか。わかっていない医師が多いのではないかと思います。わかっていないから、患者さんの目も見ないで「うちでできることはありません。ご希望の病院を紹介します」とか「あとは緩和ケアしかないですね」なんてことを言うのです。

一生懸命治そうとしている患者さんに向かって、なんてことを言うのか。私は腹が立って腹が立って仕方がないのです!

多くのがん患者が、医師に傷つくことを言われています。生きる意欲や生き甲斐を削られ、それが本来あるべき自然治癒力を削っているとも感じます。

ある分子標的薬の使用によって、一人の患者さんの肺がんが見事に消えたことがありました。私はうれしくて、

「消えたねー! よかったじゃん!」

と大声で喜びました。だって消えたんですから。するとその人は、

「先生が喜んでくれてよかった……」

と言ったのです。私は不思議に思って、

「私が喜んでうれしいって、違うでしょ。自分がうれしいんでしょ？」

「違うんだよ先生。このレントゲン写真は、実は●●病院で撮ったんだよ」

「うん」

「この写真を見て、●●病院の先生がなんて言ったと思う？　〝絶対に再発しますから〟って言ったんだよ……」

私は言葉を失いました。おそらくその医師は保身に走ったのです。のちに、もしも再発した際に「だから言ったでしょ」と言えるからです。

しかし私は思います。●●病院の医師は、医師として正しいかもしれませんが、その前に人間であるべきではないか。言うなら、こう言ってほしかった。

「消えてよかったね！　でもね、ひょっとしてまた出てくると嫌だからさ、油断せずに気を付けていこうね」

と。そうすれば患者さんも、

「そうだね。これでいい気になって、前の生活に戻っちゃダメだよね」

となるはずです。

医師の言葉がどれだけ患者さんを傷つけ、治る力を削っているかをもっと医師は知るべきだと思います。私は、医師である前に人間でありたいと常々心がけています。

●医師はなぜ患者さんに暴言を吐くのか

心が折れると予後も悪くなります。そして患者さんの心を折っていることが多いのが、実は医師なのです。患者さんはみな、治したくて病院へ行き、治したくて医師を頼っている。そんな医師から、

「あなたのこれからの人生は、入退院の繰り返しになりますね」

「こんな薬使っても無駄ですよ。治らない」

「あと二か月くらいかなぁ」

こんな暴言を吐かれたら、どんなに意志の強い患者さんでも心が折れます。仮にその発言内容が事実であったとしても、言い方があるはずです。

なぜ、特に末期がん患者への配慮ない言葉が医者からちょくちょく出てくるのか？

理由はふたつ。ひとつは失敗体験がないからです。エリートとして育ったから挫折を知

らないのです。医師は子供の頃から勉強ができた人が多いでしょう。偏差値の高い高校へ行き、医学部に合格し、国家試験をパスしたら周囲から「先生」「先生」と頼りにされる。こんな人生を送っていたら、傲慢にならないわけがありません。悩み苦しんでいる人の気持ちや痛みがわかるはずがない。

かくいう私も若い頃は（エリートではないですが）傲慢でした。しかし私はがんになりました。困難にぶち当たって、己の傲慢さに気づき、生き方を見直すことができました。

もうひとつの理由は、心を表すりっしんべんに「亡」で、忙しさです。心を亡くしているのです。

医師は忙し過ぎるのです。だから時間的にも心にも全く余裕がない。医師は目の前の患者さんを診察しながら、次のこと、次の次のことを考えています。

「この人の次は、あの人か。あの人を診終わったら、手術が一件あって、ああ、しかも今日は当直か……ってことは、この人を診るのは、あと3分で終わらせなくちゃ」

と、逆算をしながら診察しているのです。まさに心ここにあらず。患者さんの目の前にいるようでいて、いないのです。

こんなことがありました。私が紹介して、ある病院に入院してもらった患者さんがいらっしゃいました。紹介先のドクターと、患者さんの情報を共有しようとその病院を訪れたのですが、その担当医が私と全く目を合わせて話そうとしないのです。私が目の前にいるにもかかわらず、顔を上げようともせず、何か書いているわけです。私が唖然としていると、書いたメモを近くの看護師に渡しました。そして看護師は私にそのメモを渡してきたのです。直接渡せばいいものを……。メモにはこう書いてありました。〝今は忙しいから話すのは無理です〟。

わざわざ訪ねてきているのに、ドクター同士なのに、しかも私よりも年下なのに、この態度はなんだ！　私は腹が立ちました。

のちにこの医師とじっくり話す機会がありました。悪い人じゃないんです。むしろ〝いいやつ〟でした。一人でも多くの患者さんを治したいという志を持って医師になったことが伝わってくる人柄だったのです。

りっしんべんに「亡」で、忙しさ。心を亡くすと、人はかくも変わってしまう。医師という激務は、その最たる職業のひとつかもしれません。

挫折を知らない。忙し過ぎる。医師が思いやりに欠ける言動をする原因は、この二つだと思います。

●傲慢医師、パチンコにキレる

偉そうに言っていますが、現在はいくらかマシになったものの、かつて外科医の頃の私も傲慢そのものでした。

半身まひ、糖尿病を抱えた60代の男性患者さんがいらっしゃいました。その方が膵臓がんになり、私が手術をすることになりました。

半身まひのために血液をサラサラにする薬を飲んでいるのですが、手術の際には、その薬の投与を止めなければならず、ちょっと厄介でした。

内服の中止は脳梗塞の再発の可能性があり、血糖コントロールの術後管理なども気を遣うものでした。しかも膵臓がんですから、手術も難しい。

手術前日。私は患者さんに挨拶しました。

「明日、手術ですね。よろしくお願いしますね」

そう笑顔で話しかけるのが当時の通例だったのです。私はその日、一言足しました。

「明日、手術ですね。よろしくお願いしますね。ところで○さん、手術が終わったら、何したいですか？」

すると、

「え？　手術が終わったら？　パチンコやなぁ！」

私はその一言に怒りを覚えたのです。心の中で悶々としてしまったのです。

（これだけ合併症があって、がんの手術の中でも最も厄介な膵臓で、あなたねぇ、大変な手術なんだよ！　最先端技術を駆使しても難易度の高い手術なんだよ！　パチンコのため？　俺はパチンコのために手術をやるわけ⁉　こんな大変な手術するんだから、その後はもっと世のため人のためになることをやってよ！）

こんな風に怒りが込み上げてきたのです。

私はなぜこんなに怒ったのでしょうか。この患者さんは何も悪くない。無事に手術が終わって元気になってパチンコができたら何よりなはずです。

私は傲慢だったのです。医師は尊く、偉い仕事だと思っていたのです。（俺はこれだけ大変なことをやってあげているのに）という傲慢さがあったからに他ならないのです。私は当時の上司に漏らしました。

「パチンコやりたいなんて言うんですよ！　冗談じゃないですよね！」

　すると上司が一言。

「いいんじゃない。パチンコ」

　上司の言う通りなのです。今なら私もわかります。患者さんが元気になってくれるのが何よりなんだと。しかし当時の私は本当に傲慢でした。

●医師の存在理由

　外科医の頃のエピソードです。スキルス胃がんの女性を担当したことがありました。とても美しい方でしたが、私は笑った顔を一切見たことがありませんでした。美人だからよりクールに見えたのですが、ある日すごく笑っているんです。ビックリして尋ねました。

「今日はご気分がいいんですか？」

　理由を聞いたら、こんな答えが返ってきました。

　ひな祭りに際して、看護師さんが折り紙でお内裏様とお雛様を作ろうと言い始めた。抗がん剤の麻痺で手がうまく動かないけど一生懸命折った。実は私、ペーパークラフトが大好きなの。だから楽しくて仕方がなかった。病院では辛いことばかりの毎日だったのに、よもや折り紙ができる日が来るとは思わなかった、と。

「入院して以来、初めて生きていてよかったと思えました」

彼女はそう言いました。折り紙で雛人形を作る。たったそれだけのことが、いつも険しい顔をしていた彼女を笑顔にし、生きていてよかったとまで言わしめたのです。

私は彼女のためによかれと思って治療を続けてきました。手術ができないので抗がん剤治療がメイン（その当時は外科医が抗がん剤も使っていました）でしたが、その副作用で彼女はすごく苦しんでいた。辛そうに顔をしかめるばかりでした。対して看護師さんは、折り紙の雛人形を通して、彼女を笑顔にしたのです。

私は何をやっていたんだろう……ショックでした。私はずっと彼女を苦しめ、看護師さんは苦しい日々の中で唯一、光を与えたのです。私は医療者として間違ったことはしていないはずです。でも、それでも無力感がありました。

医師の存在理由とは何だろう？　現段階での私の考えは、治すなんておこがましい、医師は患者さんが自分で自分を治すいちサポーターに過ぎない、ということです。
私は今も、医師の存在理由を考え続けています。

●がんを治す鍵は自分が握っている

かつての私を含め、多くの医師が昔から「がんを治してあげましょう」と大上段に構えて患者さんに相対してきました。そしてうまく行けばいいが、そうでない場合は、次に言う言葉といえば「再発してますね、転移してますね」の一言。これでは患者さんは不安になります。

私は今こう言います。「一緒に治していきましょうね」と。そして続けてこう言います。「ところで……なんのために治すんでしたっけ？」

私は、がんを治すことはゴールではないと思っています。人生においてやりたいことがあって、会いたい人がいて、行きたい場所がある。やりたいことをやるためにがんがあってはお荷物だから消しておいたほうがいい。そう考えているからです。

患者さんにはこんなことも尋ねます。

「ところで〇〇さんは、そもそもどうしてがんになったんでしょうね？」

するとたいてい「ストレス」という言葉が返ってきます。多くは「人間関係」です。ご主人とか上司とか同僚とか身近な人が多い。その人がああ言った、こうした、などなど。でも、ひょっとしたら「あんな言い方はしないのが普通」「こんなことはしないのが当たり前」と思っているあなたの方に問題があるのかもしれません。

そもそも他人は変わりません。ストレスの原因が他人ではなく、自分の感じ方にあるのかもしれないのです。自分だから、変えられる。自分が変わればストレスがなくなる可能性があるんですね。いや、そう思った方がいい。

結局、全ては自分自身の問題なのです。がんを治す鍵も自分自身が握っているのです。

『がんが自然に治る生き方　余命宣告から「劇的な寛解」に至った人たちが実践している9つのこと』（ケリー・ターナー著　プレジデント社）という本を御存知でしょうか。

この本はステージ4のがんから生還した1000人以上の方々が実践していた〝生き方のコツ〟が書かれています。「劇的な寛解」に至った人たちが実践していたことには9つの共通点があった、という内容です。

この本を初めて手にした時の衝撃を私は今も忘れません。そして、いまだにこの本は私のバイブルになっています。

この本で紹介されているのは海外の事例ですが、次章では私が出会った〝がんに克った人たち〟の実例も交えて、最終章といたします。

第五章

リボーン
（生まれ変わる）

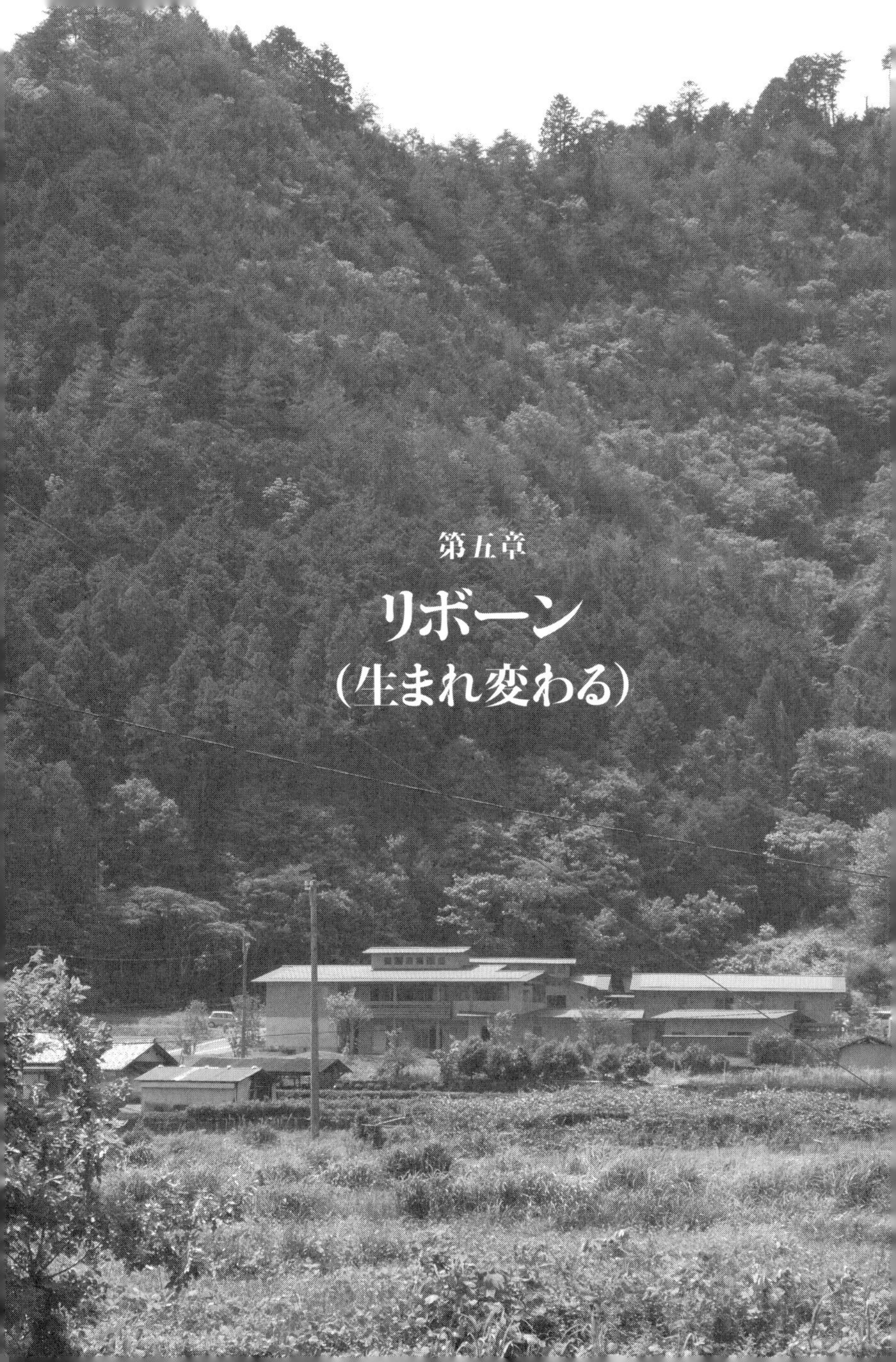

●本来で本当のありのままの自分へと生まれ変わる

私は時に末期がんの方に対しても、こんな質問をします。

「死ぬ前に、神様に1日与えてもらったとしたら、あなたは何をしたいですか？」

すると、ほとんどの答えが「平々凡々な1日」です。私たちは毎日、神様から1日を与えられて、平々凡々に生きていることになります。でもこれが毎日となると有難みもなくなってしまう。ところが、がんになってリミットを強く意識させられると改めて気づくのです。普通のことを普通に継続していた毎日は、極上の幸せだったんだ、ということを。

こんな寓話を御存知でしょうか？

アリがエサを求めて野に出ていきます。エサを見つけたのですが、それを得るためには深い谷を越えなければならない。アリはいろいろ考えます。周りをまわって行きやすそうな進路を探ったり、枝で橋を作ってみたらどうか？　と考えたり。

アリはやがて、深い谷を越えるためにはどうすればいいか、ということに夢中になります。そしてふと、

「あれ？　そういえば、どうしてこの谷を越えなくちゃいけなかったんだっけ？　まぁいいや。とにかくこの谷をどうにか越えなくちゃ」

と思い、深い谷と格闘するのです。エサを得るという本来の目的を忘れてしまっているわけです。

私が診てきたがん患者さんは、ほとんどがこの状態。告知された途端に焦るのです。「治す治す治す！　治さなきゃ！」と。私もがんになった時、まさにこの状態でした。

リボーン（Reborn）という言葉があります。生まれ変わる、という意味です。がんは「変わりなさい」と言っています。それは、あなた以外の別の人になれと言っているのではありません。本来で本当のありのままのあなたに戻りなさいという意味なのです。

がんには、なってしまう生き方があります。それは、がんになる心の習慣化（癖）ゆえに、睡眠、食事、運動、加温、笑いの5か条の生活が疎かになることから始まります。

「まぁしかたがない」と自分に言い訳をしながら10年以上が経過（習慣化）すると、がんは出てきます。

西洋医学はがんを悪とみなし〝消す〟治療を始めます。しかし、実は西洋医学的治療（手術・放射線・抗がん剤）などでがんを消したとしてもそれは治療終了ではありません。再発、転移の可能性はずっと付きまとうからです。

がんが〝生き方の病気〟である以上、がんになる前の生き方を詳しく検証し、そこから少しでも離れた生き方に変えることが必要になってきます。

ただし、離れる方向が重要です。それは自分以外の誰かになるのではなく、本来かつ本当の自分の生き方へ近づく方向です。私はこれをリボーン（reborn 生まれ変わること）と呼んでいます。

リボーンした心で五か条を守る生活を送ると、がんは消えるしかありません。がんは消すものではなく消えるものなのです。

私は、このリボーンを実践できる施設を作りたいという思いから私の生まれ故郷であり、かつて療養生活を送った岐阜県の洞戸《ほらど》に『リボーン洞戸』を開設しました。この施設はがんの体験を通して「自らの生き方を変えたい」と願う人のための、がん予防滞在型リトリートです。

多くのがんは、突然現れるものではなく、今までの生き方ゆえに登場するもの。がんはあなたに「変わりなさい」というメッセージを伝えているだけなのです。本来かつ本当のありのままの自分。「そのために生まれてきた」と思える自分に戻れる場所。また、そのためには、これまでの生き方、生活習慣を変えることが大切です。美しい水や空気、山々に囲まれた大自然の中で新しい生活習慣を身につける。そして、本来かつ本当のありのままの自分へと生まれ変わる（Rebornすなわち新生、復活）、そのための場がリボーン洞戸（REBORN holy door）です。

●がんを通して今の生き方を変えるための施設を

私がなぜリボーンを実践できる施設を作りたいと思ったのか。それには理由があります。

１９９０年代。介護保険もない時代。在宅医療がやりたくて開業する医師はあまりいませんでした。私は外科医を辞め、自分なりに高邁な精神を抱いて在宅医療の道へ入りました。

その後、介護保険が整備されたことを受け、デイケアやデイサービスなど通所系の施設を整備し、高齢化に伴って増えつつあった認知症患者に対応すべくグループホームを作りました。在宅医療を有機的に機能させるために、訪問看護ステーションや居宅介護支援事業所（ケアマネセンター）も充実させ、私自身は主に自宅で最期を迎えたいと願う末期がん患者さんを中心に受け持たせて頂きました。常にニーズは現場にあることはわかっていましたので、とにかく現場を大切に、自分の目指す医療に向かって、まさにイケイケどんどんの状態でした。

そんな矢先に、私はがんになったのです。新規事業での多額の借金を抱え、まだまだやりたいこともたくさんあるのに、まるで鉄の板で進むべき未来を遮られたような気持ちになりました。

悩み苦しみましたが、私はがんに教えられたのです。私は今まで、未来ばかりを見て今を疎かにしていた。明日ではなく今日を、未来ではなく今を生きよ、と。

人は誰しも必ず死ぬ。でも先々に死ぬわけじゃない。生き切った挙句に〝いま〟死ぬ。その真実に気づかされたのです。

今この瞬間を楽しむ。それさえ常に意識していれば、全ての人に訪れる死の瞬間さえ後悔なく充実させることができるのではないか。そう考えるようになっていきました。

それまで、私の中にはそういう生き方を邪魔する信念がありました。長く信奉してきた医学教育の中で、知らず知らずのうちにがんを悪と決めつけ、死を敗北と決めつけていたのです。だから人の最期に際して「残念ながら」「薬石効なく」なんてひどい言葉を使ってきました。気が付いたら、何の疑問も持たず自分もそういうことをしてきたではないか。私は医師として、とんでもない間違いを犯してきたのです。

がんで亡くなった人はがんという〝死に病〟に、最後の最期まで命がけで闘病された英雄なのです。その子供さんたちは、勇気という遺伝子を間違いなくもらっているのです。日本人の死因の1位であるがんは、死に病だからこそ、告知を受けた際には大変なショックを覚えます。しかし一度《ひとたび》立ち止まって、それまでの生き方を止めて反省する機会を得るのです。「なぜ、こんな病気になったんだ」と。しかも命がかかっているので、真剣です。自分の生き方の間違いに気が付き、治療後に命懸けで生き方を転換された人は再発しにくい。逆に「さっと治して早々に現場復帰したい」と考えている人は再発しやすい。私は多くの患者さんを診てきて、そのことに気が付きました。

つまり、がんの言い分にしっかり耳を傾ける人は、がんを遠ざける。逆にがんの言い分を聴かずに、生き方を変えられない人は、がんを呼び込む。

だとすれば、がんの言い分を聴き、生き方を転換することを手助けするような施設が必要ではないか。西洋医学的に治す施設や最終的に死を「もてなしの心」でケアする施設はあるけど、がんの言い分を聴き、生き方を転換し、がんを遠ざける施設はないんじゃないか？　そう考えるに至ったのです。

還暦を迎え、がん医療に携わった医師として、特に末期在宅医療を実践してきた集大成として、私は以前からホスピスを作るべきではないかと考えていました。しかし、最終的に考えていたホスピス建設の計画を全面的に見直しました。〝がんを通して今の生き方を変えるための施設〟を作りたいと思ったのです。

自分ががんにならなかったら、考えもしなかったことです。しかし自分ががんになって、がんを治すためにこそがんの言い分を聴くことの重要性を感じたのです。

がんは悪者じゃない。がんは憎むべき相手ではなく、あなたの生き方を表しているだけ。むしろ、あなたの細胞の一部なのだから、がんもあなた自身なのだと。

この思いを多くのがん患者さんにもわかってほしい。それが〝がんの言い分をしっかり聴ける施設〟を絶対に作ろうと誓った理由です。

がんになることは生き方を変える絶好の機会です。実際にがんになったことで考え方が変わった人も多いのではないでしょうか。患者さんは医者の言うことは聞かずとも、がんの言うことは聴いてくれるはずだし、そうでなければならないと思ったのです。

●リボーン洞戸で実践すること

『リボーン洞戸』にいらした患者さんは自らのがん体験を通して、がんの言い分をよく聴き、自分の生活習慣のどこにがんを消せなかった習慣があったかを発見します。

その習慣は、なぜ身についてしまったのか？　ここが本来は一番重要です。心の問題です。ほとんどの場合は無意識なのです。しかし、長年この無意識から発した生活習慣は轍になっており、そう簡単に変えることができません。大体の人がそのことに気が付きません。それほど当たり前になってしまっている可能性が高い。

そこで、この施設では「形」から入ります。まず心はそのままにして（がんを引き寄せる心のままでもよい）生活習慣を5つの切り口で変えます。

まず、以前のがんを消せなかった生活習慣を5つの生活習慣から検証します。睡眠・食事・運動・加温・笑いの五か条です。その上で是正した新しい五か条の生活習慣を計画します。そして、実行するのです。

●リボーン洞戸の日常風景

五か条の実践を通して、悪しき生活習慣を根本から改善するのがリボーン洞戸です。それによって3つの予防（初発予防、再発予防、進行予防）を目的としています。

もちろん私も診療に出向きますが、通常は、施設スタッフが常駐して滞在者の方々と一緒に過ごしています。

リボーン洞戸の日常を説明するのは私よりも、常駐して患者さんたちと24時間同じ屋根の下で生活しているスタッフたちのほうが、当然のことながら患者さんたちとの距離も近く、患者さんたちの気持ちをよくわかっていて適任です。

ですから以下、スタッフの代表者に、リボーン洞戸の日常を伝えてもらおうと思います。

はじめまして。スタッフの池田ユリと申します。船戸先生の指示と教えに基づいて、リボーン洞戸で患者さんたちと日々を過ごしています。

初めて利用される患者さんの中には、施設に到着してソファに腰かけて、泣きだす方が珍しくありません。私は「どうしました?」と声を掛けることもなく、ただ近くに寄り添っています。するとひとしきり泣いた後、患者さんのほうからこんな言葉があります。

「安心した」

と。ずっと悩み、不安にかられ、心ががんじがらめになっていたのでしょう。大自然の中に佇む木の家に入り、一気に緊張の糸が解れたのだろうと思います。ある患者さんには「駆け込み寺みたい」と言われました。なるほど、そうかもしれません。現実社会や日常から距離を置くための場所と言えると思います。

まず、お出しする食事は菜食が中心です。そのうえで船戸先生が「この方はタンパク質が足りていないから卵を」だとか「この方は重湯で」というように、患者さんの症状、体調に応じてそれぞれメニューを付け加えたり、変更しています。

船戸先生の提唱する10-6睡眠は、あくまでひとつの科学的な目安であり、迷ったら参考になる医学的な道標です。体調を崩すほど睡眠が不足したり、逆に眠り過ぎたりしない限り、寝坊することも全然構いません。しかし一応、就寝時間と起床時間、食事時間は決めています。1日のリズムを作るのに、この点は重要だからです。

ヨガや瞑想といった活動も日常のプログラムとして行っていますが、これらも出席しても欠席でもどちらでも構いません。欠席する旨をスタッフに伝える必要もないし、ましてやスタッフから理由を尋ねることもありません。やりたい人がやりたいときにやればいい、というスタイルです。1日中ゴロゴロしていたければ、そうしていればいい。山間を散歩するもよし、本を読みたければ読めばいい。

自由なのです。強制されること、やらなければならない義務などは一切ありません。時間も守らなくてもいい。体が動くまま、心の赴くまま、心が欲するまま行動すればいい。ただし、ご飯はみんななるべく一緒に食べるようにしています。一人で食べるよりもおいしく感じるからです。一応寝る時間と起床時間、食事時間、そして携帯電話は極力スタッフへお預けしていただくくらいかな……決まりごとはそれくらいですね。

こういったスタイルに対して「ルーズですね」「いい加減じゃないですか」と指摘する患者さんもいらっしゃいます。

はい。その通りです（笑）。なぜならこの施設では、きちんとする必要がないからです。何をしなければならないという義務感や決まり事で動くのであれば、それは病院や御自宅で療養していること、つまり普段の生活と何も変わりません。それではせっかくこの自由な、何にも縛られない場所にいる意味がありません。

初めて訪れる患者さんはみなさん「治すぞ！」「がんに負けるもんか」と意気込んでいらっしゃいます。と同時に「がんをあまり意識しすぎてはいけない」とがんを忘れようとしている方もたくさんいらっしゃいます。

懸命に忘れようとしている。それはがんが紛れもなくあるということを、すごく意識している証拠です。存在を意識しているからこそ懸命に頭の中から消し去ろうとしているわけです。

しかし滞在しているうちに、みなさん変わっていきます。忘れようとするのではなく、本当に忘れていくのです。ふと「そういえば、がんだったんだ」と思い出す。でもすぐに忘れる。その繰り返しの末に、だんだん薄れていくのです。「治すぞ！」という意識ではなく、自分ががんであることを自然に忘れている。これはストレスのない、非常に楽な心の状態だと思います。

末期がん患者の方も多くいらっしゃいますが、余命宣告を越えていく方が本当に多いです。宣告期間の二倍、三倍生きていかれる方は全く珍しくありません。どういう方が越えていくのか。自分が本当にやりたいことを見つけた、という人が多いです。

中でもTさんのことはよく覚えています。私と同い年で誕生月も同じだったので、すぐに仲良くなりました。

Tさんは余命三か月を宣告されて、リボーン洞戸へいらっしゃいました。医師ではない私から見ても「これは辛そうだな」という状態でした。

リボーン洞戸では、食堂のホワイトボードに〝頑張らなくていい〟〝いい子にならなくていい〟という言葉が書き込まれています。３Ｇ（我慢して、頑張る、頑固者）を遠ざけるための、戒めの言葉です。

ところがある時、Tさんが泣きながら訴えたことがありました。

「なんで頑張っちゃいけないの？　私は頑張りたいの！　やりたいことに向かって頑張るのが私なの。それが私がやりたいことなの！　本当の私なの！」

と。私はハッとして、Tさんに言いました。

「ごめんね。Tちゃんの気持ちがわからなくって……じゃあ頑張っちゃおう！　やりたいこと、いっぱいできるように、頑張っちゃおう！」

それからTさんは吹っ切れたように、自分がやりたいことを見つけ、日に日に元気になっていきました。イベントを開催したり、車椅子で出掛けたい場所へ行き、会いたい人に会い、楽しく充実した日を過ごされました。結局、宣告された余命の6倍近くを生きていかれました。

見事でした。見事としかいいようのない生き方でした。今でも彼女は私の心の支えです。

●Oさんの場合

続いては、実際に滞在している患者さんにリボーン洞戸の日常についてお話ししてもらいます。

Oさん（57歳）は6年前に卵巣がんが発覚し、手術によって卵巣、卵管、子宮を摘出されました。7年目の現在、左肺、肝臓、大動脈周囲リンパ節、腹膜に転移が認められます。

では以下、Oさんのお話です。

X年2月。某病院の主治医が言いました。

「もう僕のところでは治療方法がないです」

緩和ケアを勧められ、私は素直に従い、緩和ケアの担当医に相談。とはいえ入院したくなかったので、在宅療養しながら、いよいよの際には緩和ケアにお世話になろうと決めました。

家族が心配して、いろいろと調べてくれました。フェイスブックを通じて、船戸先生のこと、リボーン洞戸のことを知ったのです。

家族が心配するのも無理はありませんでした。私は家にいてもご飯が食べられなかったし、それどころか起き上がるのが精いっぱいの状態だったのです。

「頼むからリボーン洞戸へ行って!」

と家族に強く言われたのですが、それでも私はいまいち気が進みませんでした。熱海のほうへ通院治療していたこともありましたが、何より新しい場所を訪れることに不安がありました。それにリボーン洞戸のことを終末期ケアを行うだけのホスピスだと考えていたのです。つまり、看取りの施設なんだろうなぁと。それでも家族の強い勧めで、渋々、行ってみることにしました。

とりあえずはお試しということで、X年5月末に2泊3日で滞在することになりました。

まずは船戸先生の初診を受けました。私は先生に質問しました。

「治療方法がないと言われたんです。私はこれからどうすればいいでしょうか？」

船戸先生はあっさり答えました。

「治療方法なんて、まだまだいくらでもありますよ！　使えるものは使っていけばいいんですよ！」

私はこの時（まだ私は生きられるかもしれない）と思いました。

とはいっても、腹水が溜まっていたこともあり、滞在当初は体がご飯を受け付けない状態でした。それでも2泊3日の中で、少しずつご飯が食べられるようになりました。

大浴場へ行くためには、階段で1階へ降りなくてはなりません（構造上2階がエントランスでメイン施設となっています）。私は初日、階段の上り下りがかなりきつかったのです。でもご飯を食べられるようになって、少しずつ元気が出てきた私に、船戸先生が笑いながら言いました。

「お風呂に行く時だけじゃなくて、外へ散歩にいく代わりに、この階段を何度も上り下りしてみたら！　ここなら雨でも毎日運動できるよ！　ワッハッハ！」

私は先生の笑顔に釣られて笑ってしまいました。でも、ここのところずっとまともに歩けなかったことを考えると、階段を上り下りしてお風呂に行っていることが自分でも信じられませんでした。スタッフさんも気が付いていたようです。

「どうですか？　Ｏさん、初日よりも元気な感じがしますよ」

「はい。おかげさまで。山の緑とか空を見たり、とにかくボーっとしてるだけなんですけど。なんだか細胞が元気になっていくような感じがムクムクと湧いてきます」

私の家も田舎で自然豊かなんですけど、家の前は車の往来が結構あるんです。でもリボーン洞戸は、遠くに車が走っているのがたまに見えますけど、全く音が届いてきません。音と言えば、風の音と鳥のさえずりくらいです。だから本当に自然に癒されるのです。

「散歩はされました？」

「いえ。してみたいんですけど、まだ体力的に……でも１週間前はまともに歩けなかったので、それを考えると、元気になれました」

「それもそうですね。無理しないでくださいね」

スタッフさんとそんな会話をしました。

その後、２泊３日を終えて帰宅することになったのですが、もう決めていました。次に来たときは２週間滞在しようと。

ほどなくして、私は再び戻ってきました。以下は、私の滞在中の過ごし方です。


６月は朝５時くらいには空が白んできて、室内に差し込んでくる朝日で目が覚めます。目は覚めているんですが、すぐには起き上がらず、しばらくゴロゴロ。

６時半くらいに洗面をします。

７時くらいからヨガが始まります。強制メニューではなく、あくまで自由参加です。私は前回の滞在では体力的な不安から参加しませんでしたが、今回は、最初は見学させて頂き、次に椅子に座ってゆっくり体を動かすところから始めました。１時間ほどゆっくりゆっくり体を動かすのですが、ずいぶん体が楽になりました。

ヨガで体を使った後、８時半頃に朝食として、野菜を漉した『生命のスープ』をいただきます。

食後は水素ガス治療、還元電子治療を1時間。

治療後にゴロゴロしていると、12時に昼食です。

食後に再び水素ガス治療、還元電子治療を1時間。

午後は、散歩に出かける人や横になる人、読書をする人、さまざまな人がいます。私は部屋でゴロゴロしています。

5時から三度目の、水素ガス治療、還元電子治療を1時間。

治療後に夕食を摂り、その後はお風呂です。

お風呂から上がると、瞑想の時間があります。これも例のごとく自由参加です。私は参加せずに早めに就寝します。


こんな感じの1日です。強制的なメニューはひとつもありません。食事の時間やお風呂の時間は、○時頃という目安はありますが、それも厳密なものではありません。30分~1時間ずれ込んでも別に構いません。気が乗らなかったらサボってもいいのです。本当に気楽です。

がんになる前。私は仕事と家事でバタバタする毎日を送っていました。お姑さんが肝臓がんで入院していたので、病院の行き来もありました。夫が夜勤のある仕事だったので、生活のリズムを合わせていて、規則正しい生活サイクルとは言えませんでした。平均睡眠時間は4~5時間程度でした。

短気な性格でいつもカリカリしていました。知らず知らずストレスを溜め込んでいたんだろう、と思います。

食生活もいい加減なものでした。夫には作っていましたが、私自身はパンとコーヒーばかり。そんな食事じゃダメだよ、と言われても改めませんでした。

そんな日々に疲れてしまって、いつも睡眠不足を感じていました。ゆっくり眠れる生活にしていきたいなぁと思っていた矢先に、卵巣がんが見つかったのです。体は何度も信号を出していたんだと思います。それでも気に留めたり、生き方を変えなかったから、がんになったんですね。

私は長年、五か条とはかけ離れた生活を送ってきたんです。眠ってなかった、食事内容は悪かった、加温には気を付けてなかった、運動はできていなかった、笑うどころかいつもイライラしていました。

リボーンのスタッフの方々は〝普通〟なんです。患者に対して過保護でもないし、かといって放ったらかしでもない。自然なんです。楽です。私たち患者のことを患者と思っていないし、病人扱いもしないんです。まるで遠い親戚みたいな距離感というか。あと3泊くらいいいたい、と言いながら皆さんご帰宅されていますね。居心地がいいんだと思います。というか、有難いですね。夫にも、スタッフさんにも、すごく贅沢な時間の過ごし方をさせてもらっています。

施設というより旅館みたいです。治療という意識もなくて、自然に癒されにきている感覚です。

旅行者という気分なので、自分が病人であることを忘れます。だから自分が元気だって勘違いするんですよね（笑）。自分はがんじゃない、病人なんかじゃない、って言い聞かせているわけじゃないんです。自然にそう思えてくるんです。日に日にその思いは強くなっていきますね。そういう雰囲気の中で、自然治癒力が高まっていく気がします。

他のがん患者さんたちも褒めてくれるんですよ。「今日、食べたねぇ！」って。初めてここを訪れた当初、私が全く食べられなかったことを知っている患者さんやスタッフさんたちが、自分のことのように喜んでくれるんです。「顔色いいじゃん！　どこが悪いわけ？」なんて、お世辞じゃなくて、本当に驚いた顔で言うんですよ。それがうれしくて。

●Sさんの場合

続いてはSさんのお話です。X年5月、逆流性食道炎で病院を受診し、検査したところ、胃がんステージ3と診断され、手術で胃と脾臓の全摘出を行いました。胃のリンパ節への転移が認められ、翌月から抗がん剤治療を開始。

同年11月には抗がん剤の副作用による痛みと浮腫み、だるさ、そして精神的な不安を覚え、私のもとへ初診に訪れました。

以降、もともとの病院で抗がん剤治療を続けながら、当院でも他にできることはないか方法を探る、というスタイルになりました。

初診からしばらくの間は、なんて大人しい人なんだろうという印象でした。家族のため、みんなのため、生活のため、仕事をこつこつ頑張ることが自分に課せられた生き方だ、と言い聞かせているような生真面目な方。そういう印象しかありませんでした。しかし、S

さんはどんどん変わっていかれました。

Sさんは言いました。

「船戸先生と話をして、なぜがんになったのか少しずつ意味がわかっていきました。私は幼少期『僕は幸せになってはいけないんだ』『いい子でいなくちゃ』と心にフタをしてしまったのです。以来、自分に嘘をつき続けて、57年間フタを開けなかった。それががんの原因になったのだと気づいたのです。

病気がきっかけでガラッと考え方が変わりました。がんと向き合った時に、最初にがんに言われたのは『どうして自分らしく生きないんだ？』『誰を気にして生きているんだ？』『何がお前にとって一番大切なんだ？』ということでした。がんからそう問われて『一番大事なのは自分だ』ということに気づかされました。

がんになる前は仕事の休みはなく、食事をとるのも面倒、飲酒で紛らわすというひどい生活、明らかに無理な生活をしていました。がんの宣告はもちろんショックでしたが『これで自由になれる』という安心感のようなものもどこかにあったかもしれません。これからは『楽しみながら生きていきたい』と思います」

Sさんは他の病院での抗がん剤治療に加え、当院で高濃度ビタミンC点滴、還元電子治療、温熱療法、催眠療法といった補完代替医療も始めました。

しかし、がんは進行しました。腹膜播種により、尿と便両方の排泄状態が悪くなっていきました。膀胱直腸窩（腹膜の一番低く深いところ）への転移も認められました。

やがて血便や肺への転移、そして人工肛門の手術へと至りました。Sさんは「効果がない」と抗がん剤に見切りを付けました。

Sさんは言いました。

「自分が今までやれなかったことを一つずつやってみよう、チャレンジしてみようと思うようになりました。その一つが人の前で歌を歌うということです。リボーンした私は人前で歌うことが楽しくなりました」

Sさんは自らをミスターリボーンと名乗り、歌い始めたのです。人前で歌うなんて考えられないような、おとなしい性格の方なのです。そんな人がバンドのリードボーカルを始めた。私は本当に驚きました。

Sさんはそうして自己表現をするようになってから、腫瘍マーカーはあまり上がらなくなりました。モルヒネをやめても痛みが悪化することはなく、血尿も止まりました。私はこれにも驚きました。

そしてSさんは月に一度の割合で、リボーン洞戸で1日を過ごすようになりました。

Sさん「大自然の中で、今生きていることの意味を考えるというより、感じることが多くなりました」

X＋1年7月。病状は芳しくありませんでしたが、Sさんの言葉に私は驚かされました。

「もうがん患者をやめました」

病状が進行していけば、普通は心が折れます。そして医師の宣告どおりに命がなくなっていくことが多い。しかしSさんは「そんなのはごめんだ」と自分のやりたいことをやりました。その結果、生きる時間が増えていったのです。

X＋2年4月。Sさんは亡くなられました。私は葬儀に出席し、Sさんのお子様に言いました。

「お父さん、すごかったね。バンドのリードボーカルまでやってさ」

すると、こんな答えが返ってきたのです。

「え？　お父さん、歌ってたんですか？」

父親の活動を一切知らなかったのです。子供は子供。自分は自分の世界がある。家族のため、周囲のため、だけじゃなく、ちゃんと自分のためにしたいことをしていかれたのだと改めて感じました。

奥様がSさんの手帳を見せてくださいました。こんなことが書いてありました。

〝最善を目指して最悪に備える〟

素晴らしい心意気だと思いました。最悪に備えながら、最善を目指した。最後の最期まで自分のしたいことをやり切り、見事に生き切ったのだと。私はSさんの生き方に大いに感動しました。今でも忘れられません。

●Wさんの場合

Wさんのお話です。

X年4月、右乳腺外側に大きなしこりがあり、右腕の浮腫みがひどくなったWさんは地元の病院を受診しました。診断は進行性乳がんステージ4。すでに骨、首、肺のリンパ節などにも転移が認められました。

担当医はガイドラインに沿って、Wさんに方針を説明しました。医師の手元の用紙には、治癒のところに×が記されてありました。そして医師は、延命治療しか残っていない、という旨を説明したのです。今のうちからケアをしてくれる家族や知り合いへの周知、準備をするように言われたWさんは「この先生には二度と診てもらいたくない」と決意したそうです。

以下、Wさんの話です。

子供がアトピーだったこともあり、30年ほど人一倍食事に気をつけてきたので、まさか自分ががんになるとは思ってもいませんでした。突然ふりかかった災難だったのです。以前から万が一病気になっても自己治癒力、自然治癒力で病気に向き合おうと思っていたので、自分の考え方を受け入れてもらえる医師、病院を探して、船戸先生に辿り着きました。

X年5月。船戸クリニックのリボーン外来を受診しました。先生は医師としてはもちろん、一人の人として私の話をしっかり心で聴いてくれました。

「がんもあなたの細胞です。がんも生きているんです」

「がんはあなたに〝死ね〟なんて一言も言っていません」

「がんは借金取りと一緒。借金を返済すれば、もうあなたの前には現れない。借金を返済するというのは、がんの言い分をしっかり聴いて実践することです」

話していくうちに、これまでの私の人生はまさしく3G（我慢して、頑張る、頑固者）だと気がつきました。

「あなたの今までの生活、生き方が、免疫の力を削ぐものだったんですよ」

地元の先生は「がんと生活習慣は全く関係ない」と言っていましたが、船戸先生は正反対のことを言いました。私には船戸先生の言っていることのほうが納得できました。

家族の協力や後押しもあり、自己治癒力を高めようという治療目的（高濃度ビタミンC

点滴、温熱療法、還元電子治療、ホルモン療法）で長期宿泊することに決めました。

リボーン洞戸では、まずアンケートを書きました。

「何があなたの喜び、楽しみですか？」という質問に対し、私は「私の回りの人が喜んでくれることや、他人のためになることが自分の喜び楽しみです」と書きました。しかしスタッフさんから「それはあなた自身の喜び、楽しみではないですよね？」と言われました。

よくよく考えると、私には楽しみとか自分の喜びというのがないということに気づいたのです。これが自分と向きあうスタートでした。

リボーン洞戸では1日中、常に自分に向き合うことができ、本当の自分はどうしたいのかを自分に問うことができました。

大自然に触れたり、瞑想したり、涙する中で、自分がかぶっていた間違った鎧を一枚一枚はいでいきました。自分の中にある力を信じること。自分を信じてあげることに目覚めていきました。

そして私はしばらく滞在している中で「愛して欲しい」という願望が自分の奥底にあったと気づきました。よい子でいれば愛されるとか、よい妻であれば愛されると思っていたのが、それは間違っていたということに気づいたのです。

Wさん自身が言うように、Wさんはがんを治すことに躍起になっていませんでした。このがんという病気は、私に一体どうしろと言っているんだろう？　と自らに問い、生き方を見つめ直していったのです。

Wさんは家庭の問題で悩んでいました。旦那さんが他に女性を作ったのです。

「それでも私は妻として夫についていかないと」

とWさんは言いました。私は問いました。

「あなたのことを裏切った人に、あなたは尽くすの？」

「はい。妻として支えていかなければいけないので」

私はきっぱりと言いました。

「何言ってるの。そんなのおかしいよ！」

「え？」

「そういう考え方が、あなたの心を殺して、身体に無理をかけてきたんだよ」

Wさんは私以外のスタッフからも「そんなのはおかしい」と指摘を受けました。

彼女は周囲の声に耳を傾けるようになりました。

旦那さんとの関係性、という小さな問題ではなく、○○しなければならないという生き方をしてきたこと自体を見つめ直したのです。Wさんは離婚を決意しました。

Wさんの腫瘍は日に日に小さくなっていきました。そうはいっても腕の浮腫みはあり、右脇から分泌物も出ていました。Wさんは不安になって、分泌液のことを私に相談してきました。私はあっさり言いました。

「出るものは出せばいいんだよ！」

この一言にWさんは、

「なんだか吹っ切れました」

と笑っていました。

X年11月。腫瘍マーカー値が正常値になり、私はWさんに完全寛解の旨を伝えました。そして私はWさんにひとつのお願いをしたのです。

「リボーン洞戸のスタッフになってくれない？」

がん患者さんに対して、もっとも説得力を持つ存在とは何か？　世界的な名声を得ている名医、世界的に有名な薬、世界的に知られている病院……。確かに、患者さんにとっては心強いものでしょう。しかし私は思うのです。がん患者さんにとってもっとも心強いのは、自分と同じかそれ以上に厳しい状態にあった人が元気になったという事実、そして笑顔で目の前にいることだと。ステージ4の末期から治って元気になった人を、がん患者さんの中に混ぜこむ。まさにこれは『ノミの法則』です。

ノミは自分の大きさの100~150倍の高さを飛ぶことができます。あの小さな体で1メートルも飛び上がる。これは人間に置き換えると、50階建ての高層ビルを飛び越える計算になります。

さて、そんなノミたちを10センチの高さしかない箱の中に入れてフタをします。ノミたちは最初こそ飛び上がってフタにぶつかってくるのですが、やがてフタにぶつからないように飛び上がるようになります。するとフタをとっても、10センチ以上飛ぶことはできなくなってしまうのです。

10センチ以下の高さしか飛べなくなったノミたちが、本来の姿に戻る方法はいくつかあるのでしょうが、そのうちの一つを紹介しましょう。それは、本来の力を持った1メートル飛ぶノミを、中に混ぜ込むことです。10センチ以下しか飛べなくなったノミたちは、1メートル飛ぶノミを見て、本来の自分の力、可能性を思い出します。すると元通りに、1

メートル飛べるようになるというのです。

このノミの法則は、よくビジネスのシーンなどで使われる話ですが、がんも同じだと思うのです。

例えば、一人のステージ4の乳がんの患者さんがいるとします。「私はもうダメだ」と毎日泣き明かしている。その人の横に、かつてステージ4の乳がんだった人が寄り添うのです。「私はもうダメだ」と泣き明かす人に向かって、その人は言うのです。

「あなた、何言ってるの？　私を見なさいよ。こんなに元気になってるのよ」

と。

「泣いてる場合じゃないでしょ。もっと笑って生きていくほうが楽しいよ。やりたいことをやったらいいじゃん！」

と元患者さんが笑うのです。治った人の笑顔に勝る薬も治療もありません。

私はリボーン洞戸をそういう人たちが集える場所にしたいと思いました。Wさんは格好の人材だったわけです。

しかし、予想外のことが起こりました。スタッフとして働きながら、Wさんはより自分の気持ちに素直になっていき、そして自分が本当にやりたいことを見つけたのです。

Wさんはなんとスタッフを辞め、地元へ戻ってしまいました。そして実家を改築し、カフェを始めたのです。その名も『リボーンカフェ』。リボーン洞戸の支店、と決めてオープンさせたのです。私の許可もなく（笑）。

いやいや、いいんです。私はWさんが元気になり、自分の生き方を見つけたことが何よりうれしかったんですから。

●Yさんの場合

最後にYさんのお話です。リボーン洞戸の滞在者で歯科医の方です。同じ医療者ということもあり、今回リボーン洞戸について手記を寄せてくださいましたので、そのまま掲載させて頂きます。

X年6月9日火曜日。朝9時に自宅を出発。午後1時に電車と送迎車を乗り継ぎリボーン洞戸へたどりついた。ここまで長く長く苦しい道のりだった。

私は1974年生まれ。旅館業の家で生まれ、父は一級建築士の公務員。

「働かざる者食うべからず」

「女性でも一人ででも生きていけるように、手に職をつけろ‼ 資格をとりなさい‼」

「すべてに一生懸命取り組む。全力投球」

「やればできる」

そんな言葉に酔いしれながら、私はアクセル全開で突っ走ってきた。自分にはストレスなんてない。毎日がHAPPYなんだと、仕事、家庭、趣味、猛烈に進んできた。そして毎年の健康診断……今年は自費で腫瘍マーカーも受けてみようかな……。すると『進行性のがんの疑いがあるのですぐに精密検査を受けるように』と。

X－2年12月25日
大腸がんステージ4　多発性肝転移、多発性肺転移

治療をやってもやらなくても余命1年という宣告……。私は動けなくなり、主人がすぐにセカンドオピニオンを受けるため動き出す。資料を持って上京し、なんとか奇跡的に手

術へこぎつけた。

X－2年12月28日　大腸の開腹手術
X－1年　年明け　CVポート埋め込み　抗がん剤治療
4月末　肝臓の大手術
6月　左肺　胸腔鏡にて手術
8月　右肺　胸腔鏡にて手術

その後、再発しないためのだめ押しの抗がん剤の提案。補助的化学療法、好中球減少のため中止。次に経口の抗がん剤　UFT／UZELへ変更したが下痢のため中止。その後、CTとMRIにて経過観察へ。

そして、X年3月上旬。CT検査で肺左右に転移、左卵巣へも転移、その後のPET検査で左卵巣に転移か卵巣癌の悪性病変があると診断。婦人科がないので転院。

X年4月6日、転院先の診察。「延命治療の抗がん剤治療しかありません」とのこと。

4月より延命治療の抗がん剤を開始。副作用の地獄の日々のはじまり。もう、自分ではなくなっていました。死への恐怖と死にたいと思う自分。

そして6月4日CT検査。「肺が落ち着いているので、卵巣の摘出手術を」と提案される。主治医より「あくまでも完治ではなく、延命のためのもの」と、なぜか念をおされる。「卵巣が破裂するかも」とも言われていたので、その不安をなくすためにも手術を受けることにした。

大腸がんの大先輩の方からリボーン洞戸の情報をいただいた。直感でここに行くしかないと問い合わせの電話をし、予約をした。事前に問診票などをFAXした。

X年6月9日午後1時リボーン洞戸にたどり着いた。スタッフの方々のあたたかい笑顔。午後3時。船戸院長の診察へ。私はもう笑うことができなくなっていた。そんな私へ、船戸院長の第一声。

「Yさん、あなた今までよく頑張ってきたね！　本当によく頑張ったね。頑張りすぎやね！」

その言葉を聞いた途端、私の目から涙が溢れて……1時間近く船戸先生と話しながら泣き続けました。

それから、私を取り戻す、癒しと祈りの時間《とき》がはじまりました。抗がん剤副作用による頭皮から足の先までの湿疹、倦怠感、うつ症状、帯状疱疹にもなっていました。

５泊６日。船戸先生から提案されたこと、イベント、講演（Dr・ZEN）、ワーク、カウンセリング、セラピー、ヨガ、瞑想、台所へ入って料理の見学、散歩など、全てに取り組み参加しました。

スタッフの方々は、私にそっと寄り添ってくれていました。がん患者としてではなく、一人の人間として話をしてくれました。そして、スタッフの方々からの祈りを感じました。

滞在最終日には私は自然と笑うことができるようになっていました。

「手術が終わったらまたお邪魔させてください」

私はスタッフの方々と涙、笑、涙で、リボーン洞戸を後にしました。

X年６月26日。手術が無事成功、７月２日に退院。２日も早く退院することができました。

７月８日、杉浦さん（※船戸注　先述したシンガーソングライターの杉浦貴之氏）のパ

ワーをいただくために急遽2泊3日で滞在。スタッフの方々と涙と笑顔の再会。この時、船戸先生の診察で、

「Yさん別人だよ（笑）。何かあった？」

「はい。術後すぐですが、体調もよいので療養にきました」

「それはよかった！」

「また一週間後に療養に来ますので、よろしくお願いします」

「え……ワッハッハ！」

先生と大笑いをしました。

そして改めて出直して、3回目の滞在。船戸先生が診察の時に言いました。

「Yさん、何かしたいことある？」

「講演したいです……」

杉浦さんや北海道の櫻井さん（※船戸注　がん性腹膜炎となり腹水がたまって余命宣告を受けた女性。まだがんは治っていないが、笑いヨガの講師として主に杉浦貴之氏と共に活動している）たちのように、自分のことを講演するのが夢でした。人のお役に立ちたい

と思っています。私の夢ですね。すると驚くことに先生が、

「今度の金曜日に、リボーン洞戸のスタッフに講演してくださいよ。1時間くらいかな」

「はい……でも私、完治してないですが」

「関係ない！　驚くほどよくなっている！　リボーンしたよ」

無事に、第1回目の講演を果たせました。私の夢がひとつ叶いました。


リボーン洞戸は「今を生きる」「今の自分でいいんだ」「自分らしく、生きていいんだ」ということを教えてくれました。私の心の中には、不安恐怖が繰り返しおそってきます。なくなりません。なくならなくてよいと思っています。

自分のがん細胞と共に生きていこうと思っています。自分のがん細胞に愛を込めて。

これからもリボーン洞戸、そして船戸先生、スタッフの方々にはお世話になります。一緒に滞在している方々にも感謝しております。祈りと、愛にあふれたリボーン洞戸で自分を取り戻せたことに感謝いたします。


私のがんさまを通して学んだことは、自分の核心は言いたくないですが……告白します。

私は、今まで人に対して偽善者でした。弱い自分も、弱い全てのことを認めず、嫌いでした。自分に厳しく、人にも厳しかった。お調子者。人への優しさは偽善でした。がんさまは私自身に、考える時間と生き直すことを教えてくれたのだと思っています。

そして家族がリボーン洞戸へ笑顔で送り出してくれて「元気になってきてうれしい」と言ってくれて本当にうれしいです。感謝しかありません。ありがとう。家族が支えてくれなければ私は生きることをあきらめていました。家族に感謝です。

●今を生きる

がんになる前。私は目をつぶって「私ががんになるわけがない!!!」と唸っているような状態だったと思います。がんになった後は目を開いて「私は大丈夫だ」と言っている気がします。

かみさんは、

「あなたはがんになってから、ますます頑固になったし、わがままになった」

と言います。そう言われて私はうれしかったのです。

私はがんになる前から、子供の頃から、本来すごくわがままな性格なのです。その性格を抑え込んできた。我慢してきた。だからがんになりました。そしてがんに「3Gをやめなさい。またなるよ」と教えられたから、もう我慢することなく、本来のわがままな自分に戻ったのです。

「今の自分が本当の姿だよ。もともと本当の自分はわがままだからね」

と、かみさんに笑って返事しました。そして思ったのです。こう言えたということは、私はもう本当にがんになることはないだろうな、と。

もちろん、傍若無人という意味ではありません。がん患者さんの中には「自分は病人なんだからもっと丁寧に扱え」とか「がん患者のことを優先しろ」なんて、がんを隠れ蓑にして好き放題に振舞う人がいます。これはちょっと論外ですね。もうがんとか患者とかそういう次元の話ではありません。

他人に迷惑をかけてよいわけではないですが、一番大事なことは自分の心に素直で正直にいるということです。

がんは「人生の時間に余裕がないですよ」と教えてくれる、サッカーでたとえると、いわばイエローカードです。

出されたら、ますますやりたいことをやるべきなのです。そうすると今まで負けていたのに、シュートが決まって同点に追いつける。すると人生の延長戦が始まるのです。

私は最近、外来を楽しんでしまおうと思っています。だから時間は度外視して、一人ひとりとじっくり話しています。

「こんなに待たせるなよ」

と怒る患者さんには「ごめんごめん」と謝りますが、正直に言えば、口だけです。あまり反省なんかしてません。だって嫌ならうちに来なきゃいいでしょう。他にも病院はいっぱいあるんだから。ふてぶてしくなりましたよ（笑）。

私は20年ほどにわたって、月に1回、朝礼を続けてきました。クリニックをはじめリボーン洞戸、グループホーム、デイケアセンター、リハビリセンターなど現在職員が200名ほどいます。全員が一同に集まることは難しいですが、なるべく多くの職員に集まってもらいます。そこで私は、どういう思いでクリニックを作り、運営をしているか、今後どんなことをしていきたいかといった話をするのです。

ところが私はがんになって以降しばらくの間、朝礼で話すことができなくなってしまいました。俺はこういうことがしたいんだ、ということを話せなくなってしまった。この先、何をしていけばいいかわからなくなってしまったのです。

がんになる前。私は私なりに、患者さんの未来を考えていました。この人の未来のために頑張ろう。先々の目的を果たすために、今何ができるか。そう思っていました。

がんになってからの私は「今を生きる」というテーマを掲げて患者さんと向かい合うようになりました。今しかない。今というのは今日とか、ここ数時間という単位ではありません。もっと瞬間的な意味です。弥次郎兵衛の一点です。

未来を見ていた頃は〝今〟を見ていなかった気がします。足元をみていなかった。いつも逆算していた。つまり理想を見ていたんですね。

がんになって私は〝今をしっかり生きていくことが結果的に未来を作る〟ということに気づいたのです。

がんはすごいですね。がんにならなければ、生き方が変わることはありませんでした。私は自分の腎臓がんを呼び捨てにしません。〝がんチャン〟と呼んでいます。本当に私の生き方を変え、いっぱいの気づきをくれた私のがんチャンには、心より感謝しています。

●センテナリアンの境地

海外では100歳を超える人をセンテナリアン（centenarian）と言うそうですね。このセンテナリアンの人々は、たとえ寝たきりの状態であったとしても「今日が一番、極上の幸せ」という方が多いそうです。

この前、当院に101歳のおばあちゃんが外来にいらっしゃいました。ちょっと耳は遠いですが、認知症はありません。

「ばあさん、今いくつや？」

私がそう聞くと、ニターと笑うのです。

「25か？」

私が冗談を言うと、

「馬鹿にするな！　わ・た・し・は101！」

私はおばあちゃんにお願いして、あるグラフを書き込んでもらいました。

横軸に年齢、縦軸に幸福度のグラフです。

人生山あり谷あり。年齢ごとにいろんな出来事がおありでしょうから、通常グラフも上に行ったり下に行ったりするはずです。ところがおばあちゃんのグラフはずっと100点でした。

「ほんとに? だって、病気になったとか、何かで失敗したとか、旦那さんと死に別れたとか、いろんな苦しいことがあったんでしょう? そういうのは100点じゃないでしょうよ」

「その時は苦しかったけどね。今、点数つけるなら100点」

「じゃあ生まれた時はどうだ? 記憶はないだろうけど」

「100点。生まれたから今がある」

日々かけがえのない1日を生きている。そういう意識がおありなんだと思います。だからこそ長生きされているんでしょう。敵わないですよね。感服いたしました。

「今日が一番、極上の幸せ」

何歳であってもそんな風に言えるように、今この瞬間を積み重ねる生き方をしていきたい。心からそう思います。

あとがき

繰り返しになりますが、がん治療の認識で最も重要な内容は3つです。

①人は治るようになっている②がんにならない人はいない③あなたも私もいずれ逝く。

①で重要なことはやはりのコロナ感染症においても同様です。3密を避けるとか、ステイホーム、ソーシャルディスタンスなどウイルスを入れない方法論が声高に報道されています（2020年8月現在）。感染症ですから、感染しないための方法は勿論重要ですが限界があります。今や市中感染症化し、そこここにウイルスはいると思った方がいい。するともっと大事で、実はこちらの方が重要なことは免疫力を上げて感染しても発症しない身体をつくることなのです。この免疫力こそ自然治癒力であり、実はがんの予防と同じ仕組みを使っています。しかし、その仕組みを知っている人しかこの仕組みが働かないのではなく、だれでも知らないうちに勝手に働いています。それを強化する生き方が、再三本書でも紹介しました良眠生活・良食生活・加温生活・運動生活・笑い生活に代表される五か条なのです（卒煙、卒酒は原則です）。この生き方が習慣化している人はコロナに感染しても発症しない身体になっているのです。しかし、不十分な睡眠でぞんざいな食事をと

り、運動せず冷えあり笑いのない生活（と喫煙や過量な飲酒）をしながら、コロナの感染予防をしても、発症を防ぐことは残念ながら難しいでしょう。いわんや②の、日々誰の身体のなかにもできているがん細胞を消すことは不可能です。その結果がんが出てきたのですから。

しかし、本書をお読みになった方ならわかると思いますが、コロナ感染もがんですら今の生き方でいいのか？と問うているだけだと言えます。

もし、あなたがまだがんが発症しておらず、しかしコロナ報道におびえているとしたら、まずは、感染予防をしたうえで、信頼できる身体づくり（免疫生活）をしっかり実践することです。思い出してください。本文中のIさんのように、余命数か月と言われたがん腫が9割消えるほどの自然治癒力を私たちは持っているのです。誰でも持っています。しかし、その力が発動できる身体になっているのか否かは今日のあなたの生活が、習慣化しているかが重要なのです。

もっと、自分の身体を信じてください。そして、自分を信じられる生き方をしてください。それを自信と言いますから。自信をつける生き方は弛まぬ毎日の生活にあるということです。

私はそれができる人しか、コロナやがんの試練を避けられないと信じています。不安を払拭するには正しい情報を入れることですが、日々次から次へとコロナやがんのマイナス情報ばかり聞いていては、いくらそれらが正しいからと言っても元気は出ません。正しくとも励まされない情報は1日一度程度として、あとは楽しむ時間としてください。

そして、最後に③です。われわれはがんを治すため、コロナにかからないために生まれたわけでも生きているわけでもありません。しかし、情報に翻弄されると、だんだん不安や恐怖にさいなまれ、「死なないための人生」が始まりかねません。「コロナにかからない」「がんを治す」ためだけの人生ですね。

皆さんはそのために生まれてきましたか？

皆さんは生まれてくるときには、こんなに厳しい時代と環境であっても、したいことがあってそれを成就したく、ワクワクして生まれてきたに違いありません。死という現実はあまりに厳粛で容赦ありませんので軽々しくは言えませんが、今を生きることが余りに痛くて辛くて苦しくて仕方ない人にとって、「死」ほどの恩寵はないことも事実です。

われわれは、死ぬことが苦しみの骨頂だと思っていますが間違いです。私たちが苦しみや痛みから逃れるために死を選ぶことがあるということは、死より怖く辛いものがあるということです。

人は生きている限り何が起こるかわかりません。奇蹟も起こるためにあります。どうぞ、がんであっても、失敗や挫折や困苦があっても、「にもか笑い」でワクワクしながらチャレンジしてみてください。大丈夫です。乗り越えられない試練はありません。どうしても、がまんできないくらい辛くとも最後の最期「死」は恩寵としてあります。だから大丈夫なのです。今まで1000人以上を看取らせて頂いて、死ななかった人は一人もいませんから。

こうした考え方は非常に偏っているかもしれません。間違っているかもしれません。しかし、私は信じていますし、信じてきて不都合だったことは一度もありません。

こうした考えをベースに、生きるとは何か？　がんの意味とは何か？　がんの言い分は何か？　そのようなことを聴ける施設が必要ではないか？　と考えるようになりました。それこそ本当のがんセンターではないか？

そこで3年前に私の郷里の岐阜県関市洞戸に『がん予防滞在型リトリート　リボーン洞

戸』を作りました。がんのない人には初発予防、がん治療直後の人には再発予防、がんが進行し転移した人には進行予防という3つの予防を目指した宿泊治療施設です。がんの言い分を聴くための施設でありホスピスではありません。まだまだ生まれたばかりの発展途上の施設ですので、皆さんで作っていきたいと願っています。

最後に、本書を完成させてくださることにご尽力頂きました、ユサブルの松本さん、執筆に協力してくださった中さんには心より感謝申し上げます。

あとがき

参考図書（一部）

1.「安保徹の免疫学講義」安保徹著　三和書籍
2.「安保徹の病気にならない三大免疫力」安保徹著　実業之日本社
3.「つくらないがん治療」柳澤厚生著　ジービー
4.「超高濃度ビタミンC点滴療法」水上治著　PHP研究所
5.「がんの統合医療」Donald I.Abrams.MD AndrewT.Weil MD監修
伊藤壽記　上島悦子監訳　メディカル・サイエンス・インターナショナル
6.「相補・代替医療の現況をみる」治療3月増刊号　南山堂
7.「ハイパーサーミア　がん温熱療法ガイドブック」日本ハイパーサーミア学会編
毎日健康サロン
8.「腫瘍温熱療法―オンコサーミア」サース・アンドラーシュ/盛田常夫著　日本評論社
9.「ヒートショックプロテイン加温健康法」伊藤要子著　法研
10.「水素ガスでガンは消える⁉」赤木純児著　辰巳出版
11.「腸内細菌が喜ぶ生き方」城谷昌彦著　海竜社
12.「「がん」はなぜできるのか　そのメカニズムからゲノム医療まで」
国立がん研究センター研究所編　講談社
13.「がんが自然に治る生き方」ケリー・ターナー著　プレジデント社
14.「SLEEP　最高の脳と身体をつくる睡眠の技術」スミス・スティーブンソン著
ダイアモンド社
15.「笑いと治癒力」ノーマン・カズンズ著　岩波書店
16.「最新版 笑いは心と脳の処方せん」昇幹夫著　二見レインボー文庫
17.「「意識しない」力 うまくいくときは、結局みんな、「自然体」」小林弘幸著　文響社
18.「直観力を養う坐禅断食」野口法蔵著　七ツ森書館
19.「新版がん緩和ケア ガイドブック」日本医師会監修　青海社
20.「がんになったら治る人に変わろう」NPO法人がん患者会　いずみの会　風媒社
21.「命はそんなにやわじゃない」杉浦貴之著　かんき出版
22.「無分別智医療の時代へ」天外伺朗著　内外出版社
23.「ステップトゥーザヘブン」船戸崇史著　岐阜新聞社
24.「奇蹟の医療上・下」船戸崇史著　よろず医療会ラダック基金発行

参考WEBサイト（一部）

①国立がんセンター、がん情報サービス：https://ganjoho.jp/public/index.html
②細胞ががん化する仕組み：
https://ganjoho.jp/public/dia_tre/knowledge/cancerous_change.html
③健康長寿ネット：
https://www.tyojyu.or.jp/net/kenkou-tyoju/eiyou-shippei/yobou-gan-shokuji.html
④点滴療法研究会：https://www.iv-therapy.org/
⑤日本ホリスティック医学協会：http://www.holistic-medicine.or.jp/holistic/
⑥HSPプロジェクト研究所：https://www.youko-itoh-hsp.com/
⑦日本先進医療臨床研究会（JSCSF）：https://jscsf.org/
⑧フナクリ通信：https://funacli.jp/wp/collumn/history.html

船戸崇史 Takashi Funato
1959年岐阜県生まれ。愛知医科大学医学部卒業後、岐阜大学第一外科に入局。数々の病院で消化器腫瘍外科を専門に。しかし、「がんには自分のメスでは勝てない」と、根本的な治療を目指して1994年岐阜県養老町に船戸クリニックを開業。西洋医学を中心に東洋医学や補完代替医療も取り入れ、全人的な治療、診察を 行っている。また、開院当初から末期がん患者を中心とした在宅医療にも力を注いでいる。
2018年、日本初の「がん予防滞在型リトリート リボーン洞戸」を開設。新しいアプローチで再発転移の予防に取り組んでいる。

がんが消えていく生き方
外科医ががん発症から13年たって
初めて書ける克服法

2020年10月6日初版第一刷発行
2024年9月20日 第十七刷発行

著者 船戸崇史
発行人 松本卓也
執筆協力 中 大輔
発行所 株式会社ユサブル
〒103-0014 東京都中央区日本橋蛎殻町2-13-5 美濃友ビル3F
電話：03（3527）3669
ユサブルホームページ：http://yusabul.com/
印刷所 株式会社光邦

ISBN978-4-909249-32-6
定価はカバーに表示してあります。
落丁・乱丁はお手数ですが、当社までお問い合わせ下さい。

●ユサブルの好評既刊

YUSABUL

がんが消えていく生き方
外科医ががん発症から13年たって初めて書けるがん克服法

船戸崇史 著

四六判並製　本体1600円+税　ISBN978-4-909249-32-6

船戸崇史医師が、自らがんを発症してから13年。再発を防ぐために実践した「がんが嫌がる5つの生活習慣」とがんを通じて学んだ心の在り方を記した1冊。

5年生存率5%未満の
がんステージⅣを宣告された私が8年たっても元気な理由

泉水繁幸 著

四六判並製　本体1400円+税　ISBN978-4-909249-39-5

スキルス性胃がんステージⅣで5年生存率7%未満と宣告された著者が取り組んだ再発を防ぐ食事と恐怖に克つ心のきたえ方、参考になったがん関連本などを伝える1冊。

治癒を目指すがん患者のための瞑想ワーク
思考と感情ががん遺伝子に働きかけるすごい力

天外伺朗 著

四六判並製　本体1600円+税　ISBN978-4-909249-60-9

世界中で研究が進む、がんの劇的寛解と心の関係。心ががんの自然退縮に影響をあたえる。心を変えるには?心を変えるための瞑想ワーク。

がんステージⅣ克服
「転移」「再発」「余命告知」からの回復記録

杉浦貴之 編著

四六判並製　本体1600円+税　ISBN978-4909249-52-4

創刊18年。がん患者のための命のマガジン「メッセンジャー」総集編。実際にがんステージⅣを克服し、10年たつ8人のドキュメンタリー。がんが消えた8人の共通項も。